DR SANDRA GOODMAN

LE GERMANIUM

PUISSANT REGENERATEUR DE SANTE

Traduction française d'Alex Vicq

ENCRE

REMERCIEMENTS

Je suis sincèrement et profondément reconnaissante à l'International Institute of Symbiotic Studies, tant pour l'inspiration de départ, que pour les concours qui m'ont été apportés pendant toute la durée de mes recherches. De même, je remercie Monica Bryant pour la collaboration étroite qui a permis la naissance de ce travail. L'aide de Steve Dalton m'a été précieuse par le prêt d'un ordinateur, et celle d'Andrew Collier pour me diriger dans son emploi pendant les diverses phases de la rédaction. Je remercie Stephen Davies et Robert Erdmann pour leur assistance professionnelle et leurs suggestions, et Sanum Kehlbeck du Germanium Institute of North America pour sa documentation rigoureuse. Je rends grâce à la Providence qui m'a permis de mener à bien cette tâche éminente, et j'exprime ma reconnaissance à mes parents pour la qualité de leur éducation. L'enseignement et les expériences de la vie m'ont ainsi donné l'occasion d'être un artisan de l'intégration de la vision spirituelle dans la connaissance scientifique.

Lorsque nous avons appris l'existence de ce livre, il nous est apparu indispensable de le porter à la connaissance du public français tant est prometteur le résultat des recherches dont il rend compte.

Le germanium organique est une substance extraordinaire par les effets thérapeutiques qu'il a démontrés au cours de multiples expériences in-vitro, sur l'animal et sur l'homme. Il vient de faire son apparition sur le marché des compléments alimentaires (voir chapitre 12) en France.

Le niveau scientifique des recherches effectuées sur ce minéral est impressionnant et apporte une caution rare à un produit naturel qui a, de plus, fait la preuve de l'absence totale d'effets secondaires nocifs dans son utilisation thérapeutique.

Le Dr Sandra Goodman apporte beaucoup de rigueur dans la synthèse qu'elle effectue dans cet ouvrage et appuie chacune des affirmations par de nombreuses citations de publications scientifiques faites dans des revues médicales et scientifiques dans le monde entier.

L'information donnée ici sera précieuse pour tous ceux qui sont soucieux de leur santé.

AVERTISSEMENT AU LECTEUR

Avant de mettre en pratique les conseils d'auto-thérapie donnés dans ce livre, le lecteur doit être conscient de la nécessité d'examiner attentivement la nature de ses problèmes de santé, et de consulter un médecin compétent s'il a le moindre doute. Ce livre ne peut être, en aucun cas, considéré comme un substitut à toute forme de traitement thérapeutique et, bien que l'auteur ait pris bien soin de vérifier l'exactitude de son contenu, lui-même et les éditeurs ne peuvent, en aucune manière, être considérés comme responsables de tout problème pouvant relever de l'expérimentation des méthodes décrites.

PREFACE

Auparavant, vous n'aviez probablement jamais entendu parler du germanium, sauf, peut-être, comme d'une substance utilisée dans la fabrication des transistors. Ce fut mon cas jusqu'au jour où on me remit un sac en plastique contenant des publications et un livre sur le sujet, en me demandant de faire un rapport de synthèse. Sans idée préconçue, et sans intérêt particulier pour le sujet, j'entamais ma lecture. Le dossier comprenait les comptes-rendus de la Première Conférence Internationale sur le germanium, le livre du Dr Asai, «*Miracle Cure : Organic Germanium*», et des centaines d'articles scientifiques, de rapports de naturopathes, ainsi que des études de cas extraordinaires.

J'étais stupéfaite. En tant que scientifique, je fus impressionnée par la qualité de la recherche et la solidité de la documentation sur les effets thérapeutiques du germanium. Voici en effet une substance qui a été l'objet de recherches médicales, scientifiques et globales approfondies pendant plus de dix ans, dont l'innocuité a été brillamment démontrée, de même que les effets sur le renforcement de l'immunité, l'oxygénation su sang, la protection contre les rayonnements ionisants et les produits chimiques mutagènes, et l'action analgésique. Encore n'est-ce là qu'une courte évocation de ses capacités.

D'esprit aventureux et curieux, ayant partagé, dans ma quête de l'intégrité et du bien-être, la sagesse de maintes pratiques spirituelles, ésotériques, holistiques, je me sens en parfaite harmonie avec la mission que j'ai reçue à propos de cette substance fondamentale pour la santé : rassembler les divers éléments d'information concernant le germanium organique sous une forme accessible et, je l'espère, intéressante.

Je suis une scientifique, un chercheur. Je n'ai aucun intérêt matériel dans la commercialisation et les brevets du germanium, non plus dans les profits qui pourraient en résulter. Je suis, malgré cela, totalement fascinée par cet élément-trace, et animée par la soif de découvrir les principes fondamentaux qui sous-tendent ses aptitudes à rendre la santé à un organisme malade. Cet élément est la matérialisation d'un principe d'adaptation, une substance «globale» capable de rendre l'équilibre aux fonctions organiques, et je ressens comme un privilège d'avoir eu l'occasion de condenser et de divulguer les informations concernant ses propriétés thérapeutiques.

INTRODUCTION

Ce livre résume, à l'intention du grand public, les propriétés thérapeutiques du germanium organique, un élément-trace renforçateur de la santé. L'information provient de la compilation d'un large éventail de documents, comprenant les revues médicales et scientifiques, les rapports individuels de cliniciens, ainsi que les études de cas faites à la Clinique du Germanium du Dr Asai et dans les cliniques européennes qui dispensent des soins naturels. Il est déroutant, et quelque peu étonnant, qu'un élément-trace disposant d'une telle quantité de documents relatant les recherches effectuées soit demeuré inconnu jusqu'à aujourd'hui par les nutritionnistes et la profession médicale. En dehors du propre livre du Dr Asai, *Miracle Cure : Organic Germanium*, publié en 1980, qui n'a pas été diffusé très largement, aucun ouvrage, destiné au grand public, n'a été rédigé jusqu'alors sur le sujet. Je m'efforce de réparer cette lacune.

Notre compréhension des effets vitaux essentiels, et des effets thérapeutiques des minéraux a connu, au cours des dernières décennies, une croissance exponentielle. Les données des recherches de pointe nous ont largement renseignés sur les effets significatifs que des oligo-éléments tels que le zinc, le sélénium ou le chrome, ont sur une grande variété d'états, *(34), (64), (78), (79)* parmi lesquels les fonctions immunitaires, les maladies cardiaques et les déséquilibres du taux de sucre dans le sang. Ceci a été matérialisé par l'abondance de livres et d'articles apparus dans les rayons des boutiques de santé, dans les magazines de défense des consommateurs, et par l'attention (et l'argent) accordée aux compléments alimentaires. Les oligo-éléments tels que le zinc, le sélénium, le chrome, le cuivre, le manganèse, le molybdène et le magnésium ont retenu l'attention des thérapeutes, tant médecins que praticiens de santé. *(15), (40), (112)*

Le germanium organique, qui n'est pas encore reconnu comme un complément alimentaire, deviendra rapidement un élément-trace important grâce à son innocuité et au large éventail de ses possibilités thérapeutiques qui ont réalisé quelques rémissions ou guérisons «miraculeuses», en particulier au Japon où l'on, trouve ses plus grands spécialistes. Une analyse critique des mécanismes qui expliquent son action dans les nombreuses tâches qu'il accomplit l'éloigne du «miraculeux» pour l'amener à la simple compréhension du bon sens.

Le germanium n'est pas une substance magique, bien que ses effets soient parfois remarquables. C'est un semi-métal présent, un peu partout, dans la terre.

Ses propriétés fondamentales de semi-conducteur l'ont rendu précieux pour l'industrie électronique. Bien qu'il n'ait pas, dans l'organisme, un fonctionnement analogue de semi-conducteur, sa structure et sa configuration électronique le rendent capable d'accomplir de nombreuses fonctions favorables à la santé, comme l'élimination et la neutralisation de substances toxiques (métaux lourds et radicaux libres) ou la protection des cellules sanguines contre les effets des radiations. Une recherche approfondie, au niveau moléculaire, a démontré, sans ambiguïté, ses propriétés de renforcement de l'immunité, particulièrement dans les cas de cancers et d'arthrite.

Des recherches concernant le germanium ont été conduites aussi bien par les communautés médicales «orthodoxes» que par les milieux des thérapeutiques naturelles, avec des résultats thérapeutiques encourageants et compatibles avec les théories et philosophies de ces deux traditions médicales. La variété des applications thérapeutiques du germanium organique, et son absence quasi certaine de toxicité, rend cette substance très attractive pour tous ceux qui veulent se soigner ou conserver la santé. J'ai pris une dose nutritionnelle (faible) de germanium organique au moment d'aborder ce travail, et j'ai ressenti que mon énergie avait augmenté d'une manière significative. J'ai également été très impressionnée par les rapports, très positifs, bien que décrivant des cas isolés, de praticiens et cliniciens du monde entier. Ainsi, sur la base de cette documentation sérieuse, je ne saurais qu'encourager chacun à l'essayer.

Ceci ramène le problème à l'individu lui-même qui

est la composante la plus importante de l'équation de la santé. Le germanium organique n'est pas une pilule miracle. L'individu est son propre médecin, qui, avec des conseils judicieux et sa perception intérieure, sa sagesse, choisit ce qui est bon pour lui. Le Dr Asai croyait fermement que le plus important critère pour une meilleure santé est la conviction personnelle de pouvoir guérir. Il a été démontré scientifiquement, et accepté de manière générale, que l'état émotionnel, le niveau de stress et les aliments que nous absorbons jouent, ensemble, un rôle dans les mécanismes de défense du corps, dans le système immunitaire qui, à une large échelle, détermine notre état de santé. L'alimentation, le contrôle de l'état de stress et une médecine préventive sont devenus les instruments indispensables de la pratique médicale. Ce livre rassemble les résultats des recherches les plus récentes concernant les propriétés thérapeutiques du germanium organique.

CE QUE CONTIENT CE LIVRE

Les premiers chapitres relatent l'histoire étonnante du germanium et décrivent la structure et les propriétés thérapeutiques des divers composés de germanium existants.

Les chapitres suivants font un bilan approfondi des capacités de renforcement de la santé du germanium : dopage du système immunitaire, enrichissement en oxygène, destruction des radicaux libres, protection contre les effets des métaux lourds toxiques et des radiations ionisantes. Vient ensuite un résumé des recherches concernant le cancer, l'arthrite, l'ostéoporose, les maladies cardio-vasculaires et mentales, et autres problèmes de santé.

Les chapitres suivants évaluent les aspects pratiques du germanium en rapport avec son utilisateur potentiel : innocuité, qualité, laboratoires producteurs et régimes thérapeutiques.

Dans les deux derniers chapitres, l'aspect ésotérique et spéculatif du germanium est abordé avant la conclusion sur un guide pratique pour une vie naturelle, pleine d'énergie et d'accomplissement personnel.

1

DE L'ELEMENT AU COMPOSE ORGANIQUE

L'ELEMENT GERMANIUM

Le germanium fut identifié, en tant qu'élément, en 1886 par un chimiste allemand : Clemens Winckler. L'existence d'un élément présentant la structure atomique du germanium avait été envisagée par le chimiste russe Mendeleev, qui avait laissé, dans son tableau périodique des éléments, une place à un élément nommé «ekasilicium». Winckler l'isola au cours d'une analyse d'argyrose, un minerai d'argent, provenant de la mine Himmelsfurst de St Michaelis, près de Fribourg, et le nomma germanium par référence à son pays. Le germanium qui appartient à la quatrième famille du ***tableau périodique des éléments***, en compagnie du carbone, du silicium, de l'étain et du plomb, est identifié comme semi-métal, et passe pour avoir les propriétés d'un semi-conducteur.

Le germanium n'est pas si rare dans l'univers puisqu'on estime que sa concentration est de l'ordre de 10 à 55 parties par million (*ppm*).*(91)* Bien que sa concentration dans la croûte terrestre soit de 6 ppm environ, il est cependant plus abondant que l'or, l'argent, le cadmium, le bismuth, l'antimoine et le mercure, et aussi abondant que le molybdène, l'arsenic, l'étain, le bore et le béryllium. Le germanium forme rarement ses propres dépôts minéraux. Dans la plupart des cas, on le trouve en petites quantités dans les minerais sulfureux de plomb, de zinc et de cuivre, bien qu'il atteigne, à l'occasion, des concentrations de l'ordre de 100 ppm dans de profonds dépôts thermaux de zinc. Dans certains charbons, le germanium peut atteindre des concentrations de 500 ppm. Les plus grandes réserves du monde en germanium se trouvent à Tsumeb (Namibie) et à Kipushi (Zaïre), avec des concentrations jusqu'à 1000 ppm.

Les applications technologiques du germanium

Durant les années vingt et trente, plusieurs chercheurs ont étudié ses actions en microbiologie, médecine et botanique, mais jusqu'en 1948, il demeure relégué à son statut d'élément rare. Les priorités de la

Tableau périodique des éléments : *Ce tableau présente tous les corps simples qui constituent la matière. Ils sont classés selon le nombre d'électrons gravitant autour du noyau de l'atome.*
Ppm : *partie par million. Permet de doser un élément dont la quantité est extrêmement faible dans la matière dont il fait partie.*

Seconde guerre mondiale, en matière de construction de radars, avaient cependant conduit à la fabrication de détecteurs cristallins fondée sur l'utilisation des cristaux de germanium, et en 1948, le germanium sortit enfin de l'obscurité par la grâce de chercheurs des Laboratoires Bell : Brattain, Bardeen et Shockley, qui utilisèrent ses propriétés semi-conductrices dans le développement des composants électroniques modernes que sont les diodes et les transistors.

Au cours des années soixante-dix, le germanium fut remplacé par le silicium dans la fabrication des semi-conducteurs ; on lui trouva, cependant, de nouveaux domaines d'application. Pour le «métal» germanium, ceux-ci incluaient : photodiodes semi-conductrices, redresseurs de courant, cellules solaires ; alliages spéciaux pour l'électronique et les prothèses dentaires ; miroirs, systèmes optiques et diviseurs de rayonnements pour la fabrication des lasers ; également pour certains matériels dans la technologie des infra-rouges. Par la suite, les applications technologiques du germanium se sont étendues à la production de puces polyester, de tubes fluorescents, de verres spéciaux, avant de gagner l'industrie pharmaceutique, avec la production de composés de germanium organique aux effets bénéfiques que l'on découvre actuellement.

LE GERMANIUM ORGANIQUE

Les événements qui ont conduit à la synthèse d'un composé de germanium organique doté de vertus thérapeutiques, ont tout d'un conte de fée -comme pour bien d'autres découvertes scientifiques- associant un étrange mélange de sérénité, de dévouement, d'intuition, de ténacité et de foi. La figure du chercheur japonais Kasuhiko Asai, aujourd'hui décédé, émerge singulièrement du roman fleuve de cette histoire. Car, sans la croyance entêtée du Dr Asai, sans sa volonté de poursuivre en dépit de grosses difficultés personnelles, il est difficile d'imaginer comment le germanium organique aurait pu passer aussi vite de l'idée à la pratique.

Quand quelque chose est créé, existe dans la réalité, on peut l'analyser, le tester, et peut-être l'améliorer. Mais, le processus créatif en lui-même, de la conception d'une idée à la naissance d'une entité tangible, recèle le mystère et inspire le respect, tout en faisant naître chez l'humble chercheur un sentiment de gratitude envers les forces qui ont engendré sa créativité. Nous devons énormément aux chercheurs qui, comme Asai, font d'énormes sacrifices, tant personnels que financiers, pour aller au bout de leur insatiable curiosité. L'histoire de la synthèse du premier composé de germanium organique par le Dr Asai mérite plus qu'un simple résumé. C'est pourquoi la lecture de son livre, «*Miracle Cure : Organic Germanium*», *(2)* peut être fortement recommandée.

La connexion entre les semi-conducteurs et le germanium organique est cousine germaine (sans jeu de mot intentionnel) de cette saga, car le Dr Asai, lisant un rapport sur les propriétés semi-conductrices des électrons du germanium, pressentit les effets qu'une telle substance pourrait avoir sur l'organisme.

Le germanium, de nombre atomique 32, a 32 électrons, dont quatre sont constamment en mouvement sur la couche externe de l'atome. Ces quatre électrons sont porteurs d'une charge électrique négative, et, au contact d'une substance étrangère, l'un d'entre eux est éjecté de son orbite. C'est ce phénomène, connu dans l'électronique sous le nom d'effet de trou positif (positive-hole effect), qui est utilisé dans la fabrication des diodes et des transistors. Quand l'un de ces quatre électrons est éjecté, il se forme un «trou» de charge positive que les trois électrons restants comblent en capturant des électrons d'autres atomes afin de maintenir l'équilibre. *(1)*

Se référant au phénomène de la ***déshydrogénation***, Asai se demanda si le germanium serait capable de débarrasser l'organisme des ions toxiques d'hydrogène. Mais ceci est une autre histoire que nous aborderons plus loin.

Le germanium dans les plantes

En 1945, le Dr Asai contribua à établir au Japon la Fondation pour la Recherche sur le Charbon, qui fut à l'origine des premiers travaux sur le germanium. Les recherches et les analyses minutieuses, malgré l'absence de matériel sophistiqué, permirent d'établir l'existence de germanium dans le charbon japonais, en particulier dans la partie ligneuse. Asai pressentit que le germanium contenu dans le charbon ne provenait pas du sol environnant, mais de la matière végétale, ce qui conduisit à toute une série d'expériences destinées à déceler la présence de germanium dans les plantes traditionnellement reconnues pour leurs vertus théra-

***Déshydrogénation** : oxydation d'une substance par départ d'un ou de plusieurs ions hydrogène qui sont alors libres et peuvent s'associer à d'autres ions, provoquant divers désordres.*

peutiques par la médecine chinoise : le champignon, le ginseng, la glycine, et d'autres aliments dispensateurs de santé tels que l'aloès, la consoude et l'ail. (2)

Asai trouva un taux élevé de germanium dans ces plantes et émit l'hypothèse selon laquelle le germanium jouerait un rôle important dans le processus photoélectrochimique de la ***photosynthèse***, dans le métabolisme et le processus d'auto-défense (protection contre les virus) de ces plantes. Ces questions, concernant le rôle du germanium dans le métabolisme et la protection des plantes, représentent des thèmes de recherche d'une importance fondamentale ; ils sont ouverts à une investigation rigoureuse.

Un composé de germanium organique

Des formes non-organiques de germanium avaient été extraites du charbon pour les besoins de l'industrie électronique. Il appartenait alors au groupe du Dr Asai d'accomplir l'opération inverse : convertir le germanium non-organique en une forme organique. Ceci promettait d'être un exercice laborieux et décourageant. La réalité n'allait pas démentir cette hypothèse. Il fallut plus de dix années de peine et de tentatives infructueuses. Parallèlement, avec le déclin de l'industrie japonaise du charbon et la pénurie consécutive des crédits de recherche alloués au Dr Asai, la situation devint extrêmement difficile. Après avoir épuisé ses propres économies, Asai fit connaissance avec la pauvreté. Finalement, un composé de germanium organique

***Photosynthèse** : synthèse d'un corps chimique, de substances organiques (glucides) à l'aide de l'énergie lumineuse du soleil par les végétaux chlorophylliens.*

soluble dans l'eau, le carboxyethylgermanium sesquioxyde, une poudre blanche, fut synthétisé en novembre 1967. Asai, qui souffrait à cette époque d'une sévère athrite rhumatoïde, décida de tester le germanium organique sur lui-même et, au bout de 10 jours, le mal avait disparu.

Dans son livre : «*Miracle Cure : Organic Germanium*» (2), Asai résume, assez brièvement, plus de vingt années d'expériences, évoquant ses intuitions, ses hypothèses et ses convictions, mêlées aux données expérimentales de son travail. L'incroyable pugnacité qu'il a déployée dans ses recherches, et l'énergie phénoménale qu'il lui a fallu investir pendant des décennies pour les mener à bien, sont un monument au courage, à l'anticipation et à l'intuition du chercheur. Car il a fallu beaucoup de temps au Dr Asai pour qu'une recherche rigoureuse vienne confirmer son intuition sur les propriétés thérapeutiques du germanium organique.

2

LES EFFETS DES COMPOSES DE GERMANIUM ORGANIQUE

Vingt ans ont passé depuis la première synthèse d'un composé de germanium organique. Pendant cette période, on a utilisé médicalement le germanium organique dans de nombreux pays pour traiter un large éventail de maladies, et on en a fait un sujet d'expérience, dans diverses disciplines : pathologie, biochimie, pharmacologie, immunologie, cancérologie et neurochimie.

Le germanium organique a été utilisé dans maints régimes : comme complément alimentaire, avec des régimes diététiques et des conseils anti-stress et comme médicament dans des tests sur le cancer, en parallèle avec la chimiothérapie, la radiothérapie et la chirurgie. En rassemblant les observations de ces diverses sources d'information, on parvient à une solide vision des propriétés fondamentales du germanium organique.

L'innocuité du germanium organique a été mise en évidence, de même que ses effets bénéfiques sur la santé dans le traitement de nombreuses maladies, dont le cancer et l'arthrite. L'histoire de ces cas, et en particulier de quelques essais cliniques, a permis de constater ses effets thérapeutiques dans le traitement des affections suivantes :

Arthrite rhumatoïde et rhumatismes

Cancer : colon, prostate, sein, poumon, ovaires, cerveau

Leucémie

Asthme

Diabète

Malaria

Ostéoporose

Maladies mentales : psychose dépressive, schizophrénie

Douleur

Problèmes digestifs : gastrite, ulcère

Grippe

Problèmes cardiaques : angine de poitrine, hypertension, artériosclérose, apoplexie, infarctus

Désordres circulatoires : maladie de Raynaud

Maladie de Parkinson

Sclérose cérébrale

Eruptions cutanées : verrues, cors, eczéma, brûlures, herpès

Epilepsie
Infirmités séniles
Amyloïdose
Neuropathie myélo-optique
Maladies des yeux : glaucome, cataracte, décollement et inflammation de la rétine et du nerf optique, syndrome de Behçet.

Des études en double aveugle sévèrement contrôlées ont été menées à bien sur plusieurs des cas mentionnés ci-dessus. Bien que l'histoire d'un cas individuel ne constitue pas en elle-même, pour le scientifique, une preuve suffisante de l'efficacité d'une substance, les résultats positifs obtenus avec le germanium organique pendant plusieurs années sur un grand nombre de patients et sur de nombreux troubles, forment une base de travail pour des tests plus rigoureux sur les propriétés thérapeutiques du germanium organique.

Ge-132 : CARBOXYETHYLGERMANIUM SESQUIOXYDE

Le composé de germanium organique, carboxyéthylgermanium sesquioxyde (plus précisément appelé anhydride germanique mu-trioxo-bis [betacarboxyéthyl]), ou Ge-132, fut synthétisé par le groupe du Dr Asai en 1967. Les détails de cette synthèse et de la structure cristalline du Ge-132 ont été publiés en 1976.*(107)*

La synthèse est obtenue par ***l'hydrolyse*** d'un organogermanium trichloride. Trois des quatre électrons du germanium sont liés chacun à un atome d'oxygène, le quatrième étant un radical libre. Un treillage régulier et symétrique se forme alors, comme on peut le voir sur la figure 1. La signification biochimique de cette structure cristalline deviendra évidente quand nous aborderons la capacité du germanium organique à emprisonner les ***radicaux libres***, à protéger l'organisme des radiations, à l'enrichir en oxygène et à débarrasser le corps des métaux lourds.

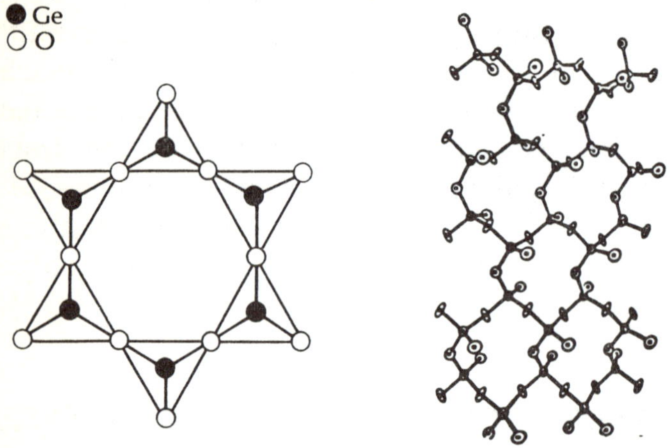

Figure 1

L'étonnante figure géométrique de la structure réticulaire du germanium

(D'après «Miracle Cure : Organic Germanium», Japan Publications Inc.)

Hydrolyse : *fixation d'une molécule d'eau sur une substance qui est ainsi transformée en une autre.*

Radicaux libres : *groupements d'atomes disponibles qui peuvent former des chaînes moléculaires grâce à leur faculté de "s'accrocher" à d'autres atomes. Le résultat en est l'oxydation des chaînes moléculaires ainsi constituées qui deviennent incapables de fixer l'oxygène.*

SANUMGERMAN

Le Sanumgerman (nom chimique : citrate-lactate de germanium) est un germanium organique produit par Sanum-Kehlbeck en RFA. Cette compagnie a travaillé en étroite association avec le Dr Asai, et a recherché et développé des formules de germanium organique pendant plus de dix ans.

Le développement du composé de germanium organique Sanumgerman est né de découvertes sur le cancer, réalisées par le Dr Seeger de l'Institut Robert-Koch, de Berlin, à partir de 1938. Le Dr Seeger avait poursuivi des investigations au niveau cellulaire sur les processus métaboliques électrochimiques qui transforment les cellules saines en cellules cancéreuses. Dans sa quête de récepteurs électroniques capables de forcer les cellules cancéreuses à redevenir saines, il testa le composé de germanium organique du Dr Asai, et le trouva extraordinairement efficace.

La relation étroite entre le Dr Seeger et le directeur de recherches de la firme Sanum-Kehlbeck, Heinrich Kehlbeck, devint encore plus étroite au cours d'une recherche approfondie, aux laboratoires Sanum, d'un composé de germanium organique totalement efficient. Après plusieurs années de modifications des constituants organiques, il leur apparut que le composé obtenu, le citrate-lactate de germanium, devait être le composé optimal.

Depuis dix ans, le Sanumgerman est largement utilisé par les praticiens de santé à travers toute l'Europe. L'innocuité et les données scientifiques, tout en étant comparables, confirment les résultats obtenus avec le Ge-132, bien qu'aucune étude comparative des deux formules n'ait encore été faite.

SPIROGERMANIUM

Le Spirogermanium, synthétisé par Rice et son équipe *(82)*, est un composé de germanium organique appartenant à une classe de composés azaspiranes (Fig. 2). Les laboratoires Smith Kline et French ont mis en évidence l'activité anti-cancéreuse et anti-arthritique du Spirogermanium. La licence appartient à la société Unimed Inc., USA. Les données scientifiques sur le mode d'action de ce germanium organique corroborent les résultats obtenus avec le Ge-132 et le Sanumgerman ; cependant, ce composé a été produit et utilisé comme un médicament plutôt que comme un complément alimentaire, et a révélé une certaine toxicité neurologique passagère. Le Spirogermanium n'est pas actuellement disponible sur le marché.

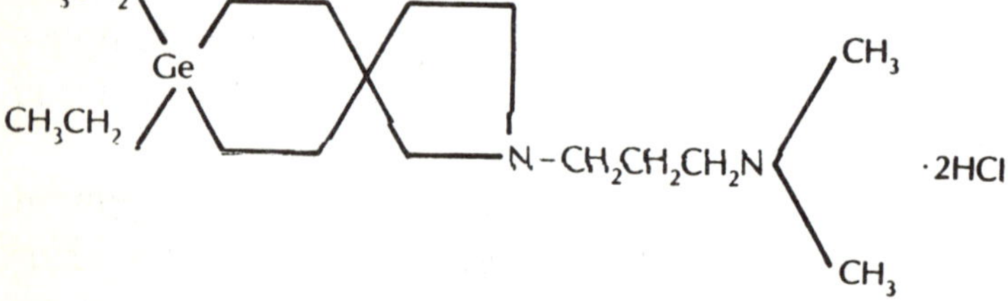

Figure 2
Spirogermanium

3

LE GERMANIUM ORGANIQUE ET LE SYSTEME IMMUNITAIRE

Imaginez un instant que vous ayez été réduit à la taille d'un grain de poussière microscopique, et que vous deviez survivre dans cette condition. L'air, qui était auparavant une brise douce et caressante, vous secoue maintenant comme un cyclone. Flottant dans l'air, vous faites une cible de choix pour les bactéries, les virus, les moisissures, les protozoaires, et d'innombrables et minuscules créatures que vous auriez, dans d'autres circonstances, ignorés ou piétinés sans y prêter la moindre attention. Vous êtes totalement nu et démuni face aux attaques et à l'engloutissement qui vous menacent. Les agents polluants, sous forme de produits chimiques, de pluies acides, de métaux lourds et de radiations, naturels ou savamment confectionnés par l'homme, vous bombardent, et vous êtes littéralement submergé par la virulence de l'assaut. Votre vie risque d'être de très courte durée.

Ceci n'est ni un rêve ni une illusion. C'est la réalité. Nous sommes, en fait, immergés dans une atmosphère emplie d'organismes et d'agents chimiques potentiellement hostiles qui sont capables de nous balayer d'un seul coup. Ce qui empêche le drame de se produire, dans la grande majorité des cas, c'est notre extraordinaire arsenal de défense, le système immunitaire. Même le mot «système» - autant que «réseau» ou «arsenal» - est impuissant à évoquer le degré d'orchestration extrêmement complexe et sophistiqué, inextricablement coordonné, qui existe entre les nombreuses cellules, organes et produits de notre système immunitaire, et qui maintient d'une manière magistrale notre équilibre biologique et notre intégrité physiologique.

Les média ont largement fait état des circonstances tragiques dans lesquelles évoluent des enfants au système immunitaire déficient, contraints de vivre dans un environnement artificiel, dans une bulle stérile en plastique. Les greffés du coeur, soumis à des drogues immunosuppressives dans le but de minimiser le phénomène de rejet, sont également maintenus dans un environnement aseptisé à cause de leur très grande sensibilité à toutes sortes d'infections. Quant aux malades atteints du SIDA (syndrome d'immunodéficience acquise), ils sont confrontés à l'une des plus épouvantables maladies du système immunitaire, causée par l'attaque du HIV (virus d'immunodéficience humaine), qui détruit les composants clés du système immunitaire. Le patient ne peut plus résister aux attaques d'organismes et d'infections qui devraient normalement être maîtrisées par tout système immunitaire en bon état. Contracter l'HIV équivaut à vivre sans aucun système immunitaire. Cependant, comme nous le verrons dans ce chapitre et dans les suivants, le germanium organique est l'une des substances surimmunisantes qui peuvent, en renforçant le pouvoir des divers composants du système immunitaire, rétablir l'équilibre des forces et, par voie de conséquence, la santé de l'individu.

LE GERMANIUM, AGENT DE LIAISON DU RESEAU DE DEFENSE

Le système immunitaire n'est pas simple. Ce n'est pas un organe, situé quelque part dans le corps. C'est un réseau d'interconnections entre toutes sortes de cellules spécialisées, d'organes primaires et secondaires, répartis dans tout l'organisme, soumis au contrôle hormonal du système endocrinien et modulé par le cerveau. Ces dernières années, de nombreuses publications scientifiques sont venues compléter notre vision du fonctionnement des divers composants du système immunitaire. Notre compréhension de plus en plus fine des inter-relations existant entre l'esprit (la pensée), les émotions, le système immunitaire et la santé physique provient en partie du développement de la recherche dans les domaines aujourd'hui interactifs de la psychologie, de la neurophysiologie et de la biochimie. *(95)*

Le germanium organique est un modulateur et un

amplificateur immunitaire. Les excellentes recherches immunologiques qui ont été menées au Japon au niveau moléculaire ont mis à jour les bases de l'activité anti-tumorale du germanium organique. Il est apparu que cette activité est l'expression et l'interaction coordonnées des composants du système immunitaire : interféron, macrophages, cellules T (suppressives) et cellules tueuses naturelles. Il reste probablement à découvrir d'autres composants immunitaires qui peuvent être modulés d'une autre manière, pour d'autres maladies.

Les propriétés immuno-modulantes du germanium sont certainement parmi les plus significatives, avec ses propriétés antioxydantes et oxygénantes, et elles suffisent à expliquer son extraordinaire aptitude à vaincre tant de maladies différentes. Le système immunitaire agit à un niveau fondamental de l'organisme. Renforcer le pouvoir du système immunitaire revient à renforcer les fondations et les bases d'un édifice. Renforcer le système immunitaire, c'est renforcer ses effets sur chaque parcelle de l'organisme, sur chaque cellule du corps. La connaissance des différents types de cellules et du fonctionnement global du système immunitaire peut être d'une importance capitale pour l'individu, en particulier à cause de la prépondérance actuelle des maladies de type immunitaire, dont le cancer, le SIDA, l'arthrite rhumatoïde et le lupus érythémateux. Une compréhension globale du système immunitaire ne peut que renforcer l'aptitude de l'individu à évaluer les qualités des diverses substances immuno-modulantes, et l'inciter à coopérer intelligemment avec le praticien de santé.

LES CELLULES DU SYSTEME IMMUNITAIRE

De même que les organes se composent de divers tissus, qui se composent à leur tour de diverses cellules, le système immunitaire comporte diverses catégories d'organes et de cellules, répartis à travers tout le corps. On rencontre les principaux types de cellules immunitaires parmi les globules blancs, ou leucocytes, lesquels se distinguent des globules rouges du sang qui transportent l'oxygène. Les principales cellules immunitaires sont les cellules B, les cellules T et les macrophages. Les cellules B et T, également appelées lymphocytes, naissent dans le foie du foetus, à neuf semaines, émigrent dans la moelle osseuse, où elles commencent à se spécialiser et à développer certains caractères relatifs à leur future activité. Les cellules B (en provenance de la moelle osseuse) demeurent et parviennent à maturité dans la moelle osseuse, tandis que les cellules T (provenant du thymus) migrent dans le thymus où elles croissent jusqu'à maturité.

L'une des cellules B est la cellule du plasma, qui produit des anticorps destinés à lutter contre des envahisseurs appelés antigènes. Il y a toutes sortes d'anticorps, désignés par les sigles IgA, IgG, IgM, IgE et IgD, qui sont spécifiquement chargés de protéger l'organisme contre différents types d'envahisseurs. Un autre type de cellule B, la cellule mémoire, permet de déclencher une réponse rapide des anticorps aux antigènes précédemment identifiés, c'est-à-dire aux antigènes auxquels l'individu a déjà été exposé. Les cellules B sont chargées de l'immunité humorale.

Il y a différentes sortes de cellules T qui, en conjonction avec les macrophages, sont chargées de l'immunité cellulaire (ou immunité à médiation cellulaire). Elles comprennent les cellules T4 (helpers), dont le rôle est de stimuler les cellules B et les autres cellules T en vue d'obtenir une réponse immunitaire à l'attaque des antigènes. Les cellules T4 sont infectées et détruites par le virus HIV. Parce qu'elles sont à l'origine de la réaction en chaîne des réponses à l'infection, la destruction de ces cellules par le virus du SIDA rend l'individu vulnérable aux attaques d'organismes normalement inoffensifs. Les cellules suppressives, ou T8, déclenchent un mécanisme inhibiteur de l'immunité, rétroactif, qui maintient la réponse immunitaire en équilibre. Les cellules T8 empêchent l'antigène d'activer les cellules B, et inhibent la réponse des cellules T4. On a découvert que ces cellules ont la faculté d'inhiber l'expression du virus HIV chez les personnes séropositives qui n'ont pas encore développé les symptômes du SIDA. *(109)* L'activation des cellules T8 par le germanium organique est en relation avec son activité antiarthritique. Les autres cellules T sont les cellules tueuses naturelles, ou cellules T cytotoxiques (lymphocytes K), qui combattent les cellules étrangères directement, à l'aide de toxines. Les macrophages proviennent de la moelle osseuse. Ils entourent et avalent les antigènes (un processus bien connu sous le nom de phagocytose), facilitant leur identification par les cellules T.

Une autre substance produite par les globules blancs, et qui joue un rôle prépondérant dans l'interactivité toute entière des différentes cellules immunitaires, est l'interféron, capable d'une puissante activité antivirale. Comme nous le verrons, le germanium organique stimule la production de ce fameux interféron qui joue un si grand rôle dans la modulation immunitaire et l'activité anticancéreuse.

LES ORGANES DU SYSTEME IMMUNITAIRE

Les organes primaires du système immunitaire ou lymphatique sont le thymus et la moelle osseuse. Le thymus, une glande de forme pyramidale comportant de nombreux lobes, chacun muni d'un cortex externe et d'une partie centrale (ou médullaire), est situé derrière le sternum. Les cellules T viennent à maturité dans le cortex, puis émigrent vers le centre d'où elles seront libérées au cours d'un combat immunitaire. La moelle osseuse, site de production des globules rouges et des cellules macrophages, et lieu de maturation des cellules B, est la matière tendre que l'on trouve à l'intérieur des os longs des bras et des jambes.

L'un des organes secondaires du système immunitaire est un véritable réseau de ganglions lymphatiques répartis dans tout le corps et interconnectés par le biais de vaisseaux, qui drainent les organes desservis. Les ganglions lymphatiques abritent des cellules B, des cellules T et des macrophages. La rate, située du côté gauche de l'abdomen entre l'estomac, les reins et les côtes, facilite l'interaction des cellules B, des cellules T, des macrophages et des cellules immuno-compétentes, et favorise la régénération des globules blancs. Un autre organe secondaire, les amygdales, contient également des cellules B et T. Les autres organes immunitaires secondaires sont l'appendice, les plaques de Peyer et les ganglions intestinaux, qui constituent autant de points de drainage du système lymphatique. Ils sont aussi le siège de la maturation des cellules B et de la production d'anticorps dans les intestins.

LE RENFORCEMENT DE L'IMMUNITE

Les remarquables recherches conduites en clinique et in-vitro ont démontré, dans des conditions d'expériences reproductibles, que le germanium organique a des propriétés de renforcement de l'immunité significatives sur les animaux et les humains. En outre, le mécanisme de l'activité anti-tumorale du germanium organique a été envisagé comme la modulation coordonnée des composants immunitaires. Voici, ci-dessous, une liste des actions connues du germanium organique sur le système immunitaire ; il est tout à fait possible que le germanium organique influence d'autres transmetteurs immunitaires qui demeurent à étudier :

1. Le germanium organique stimule la production d'interféron (gamma).
2. Le germanium organique active les macrophages au repos et les convertit en macrophages cytotoxiques.
3. Le germanium organique stimule l'activité des cellules tueuses naturelles (lymphocytes K).
4. Le germanium organique stimule la production des cellules T8 (suppressives).
5. Le germanium organique réactive l'immunité déclinante et rétablit les réponses immunitaires altérées chez la souris âgée.

Les rapports de recherche détaillés qui étayent les déclarations ci-dessus figurent à la fin du présent ouvrage *(8), (4), (71), (86), (98-103), (105)*. La plupart de ces rapports a été rédigée par des chercheurs japonais qui ont travaillé sur le Ge-132. Toutefois, des rapports sur l'augmentation des cellules tueuses naturelles par le Sanumgerman et sur l'activation des cellules T8 (suppressives) par le Spirogermanium sembleraient indiquer que tous ces composés de germanium organique sont des immuno-modulateurs dans des voies fondamentales similaires.

Le germanium organique induit la production de l'interféron à l'activité anti-virale

La licence américaine n° 4.473.581, intitulée «Induction de la Production d'Interféron par le Germanium Organique», *(43)* décrit en détails les propriétés immunitaires du Ge-132, en particulier celles relatives à la production d'interféron. Les voici, aussi résumées que possible :

1. L'activité antivirale, ou aptitude de l'interféron induit à inhiber la réplication virale a été étudiée. L'activité inhibitrice de l'infection virale, qui dépendait des doses et variait selon les espèces étudiées, a été décelée dans le sérum des souris, 25 heures après l'administration du Ge-132.

2. D'après les analyses physiques et chimiques, il a été établi que l'interféron induit était un interféron gamma (type II) immunitaire.

3. Le Ge-132 a provoqué la formation de macrophages activés dans les cellules des souris.

4. L'interféron induit par le Ge-132 a manifesté une

nette activité anti-tumorale, à travers l'action des macrophages activés.

5. Le Ge-132 provoque la production d'interféron et de macrophages activés tant sur l'homme que sur la souris.

Le germanium organique renforce l'activité des cellules tueuses naturelles (lymphocytes K)

1. L'administration de Sanumgerman à des souris a renforcé de manière significative l'activité cytolytique des cellules tueuses naturelles, en relation à la dose administrée. *(30)*

2. Ces effets stimulants ont été observés dès le deuxième jour, ont culminé vers le quatrième jour, et ont opéré un retour à la normale au bout de six à huit jours.

3. Par rapport aux contrôles de référence affichant 10% de cytolyse, l'activité des lymphocytes chez les souris traitées au germanium a atteint 27 à 33% de cytolyse.

L'activité anti-tumorale du germanium organique par modulation immunitaire

Le décryptage progressif de l'action inhibitrice du germanium organique sur le développement du cancer, tel que nous le présente la littérature sur le sujet, fait penser à un roman d'aventures et de mystère. J'aimerais résumer ici un simple exemple de cette saga scientifique, sans vouloir pour autant minimiser les efforts de nombreux autres chercheurs qui ont contribué à cette découverte. Les chercheurs dont je veux vous parler, Suzuki, Brutkiewicz et Pollard, ont travaillé en étroite collaboration au Japon et aux Etats Unis. Jusqu'alors, on savait ceci :

1. Le Ge-132 a manifesté une activité anti-tumorale sur certaines tumeurs cancéreuses.

2. Les cellules T et les macrophages ont joué un rôle prépondérant dans la protection anticancéreuse.

3. L'effet protecteur a pu être obtenu chez les souris atteintes de tumeurs aussi bien par le Ge-sera (interféron) que par les Ge-macrophages.

4. Les macrophages des souris traitées au germanium ont pu inhiber des tumeurs développées in-vitro.

5. On a noté la présence d'interféron chez les souris traitées au germanium. Quand on a désactivé l'interféron, l'activité anti-tumorale a cessé.

Ceci suggérait que les cellules T, les macrophages et les lymphokines, ou l'interféron, jouaient tous un rôle dans l'expression de l'effet anti-tumoral du Ge-132. Nos scientifiques s'attelèrent alors à déterminer l'action conjuguée des macrophages et des lymphokines (ou de l'interféron) dans l'activité anti-tumorale du Ge-132. Les résultats de ces expériences furent publiés en 1986. *(103)* La séquence selon laquelle le germanium organique inhibe la croissance des tumeurs se déroule en modulations immunitaires coordonnées de la manière suivante :

1. Le germanium stimule la production, par les cellules T, de lymphokines circulatoires (très proches de l'interféron gamma).

2. Ces lymphokines engendrent des macrophages activés à partir des macrophages au repos.

3. Les tumeurs sont inhibées par les macrophages

activés.

Les conclusions que l'on peut tirer de ce travail illustrent clairement ce qui est ressorti des recherches sur les modulations immunologiques effectuées par le germanium organique. Voici quelques détails complémentaires, mais il est presque certain que la recherche a déjà largement dépassé les publications de 1986.

1. Le germanium a besoin des cellules T pour produire ses effets anti-tumoraux, mais les cellules T elles-mêmes ne sont pas impliquées directement dans la lutte qui permet d'obtenir l'effet anti-tumoral. Ce qui signifie que le germanium a besoin des cellules T pour produire l'interféron gamma, qui joue un rôle dans l'activité anti-tumorale.

2. Le germanium active les macrophages ; l'activité anti-tumorale du germanium s'exprime en conjonction avec les fonctions macrophages, et le germanium a besoin de macrophages activés pour que s'exprime l'activité anti-tumorale.

Les relations entre le système immunitaire et l'organisme

En examinant d'un peu trop près les détails microscopiques de la recherche scientifique, on a souvent tendance à ne voir que «l'arbre qui cache la forêt». Les composants individuels du système immunitaire, les cellules T, les cellules tueuses naturelles, les macrophages, etc..., sont des outils qui permettent de se soigner. Il y a tout un processus organique, qui englobe l'activité cérébrale, émet pensées et émotions, implique la nourriture et les produits chimiques que nous ingérons, notre patrimoine génétique, notre condition physique générale, qui tous activent divers neuro-transmetteurs et immuno-transmetteurs qui voyagent ensuite vers les divers organes et mobilisent les «fantassins», les cellules immunitaires, qui se jettent sur les envahisseurs et les détruisent.

Le germanium organique, avec son potentiel d'effets immuno-stimulants, peut être un remède puissant, surtout s'il est soutenu par d'autres pratiques thérapeutiques ou préventives, telles que la relaxation mentale, une nourriture équilibrée, et une bonne activité physique. Il faudrait avoir cela à l'esprit en permanence, surtout quand on se trouve confronté à la maladie la plus redoutable et la plus dévastatrice du système immunitaire - le SIDA.

LE GERMANIUM ORGANIQUE ET LE SIDA

Dans le SIDA, le virus HIV infecte et détruit les cellules T4 ou cellules «helpers», cellules dont le rôle est de déclencher la totalité du processus de réponse immunitaire. *(27), (28)* Le résultat progressif de cette attaque virale est une vulnérabilité immunitaire quasi totale de l'individu face à n'importe quel antigène. Il y a plusieurs manières d'envisager la lutte contre le SIDA :

1. Mettre au point un vaccin capable de stimuler la production d'anticorps qui iront tuer le virus, assurant ainsi l'immunité de l'individu.

2. Utiliser des substances capables soit d'empêcher l'HIV d'infecter les cellules T4 - comme l'AL-721, le traitement «parallèle» aux «lipides actifs» -, soit d'inhiber sa réplication - comme l'AZT, le médicament

officiel.

3. Renforcer les mécanismes immuno-protecteurs de notre organisme capables de garder le virus en échec, comme le font les cellules T8 en empêchant l'expression du virus, comme l'ont montré les chercheurs californiens en 1986. *(75), (109)*

4. Renforcer le système immunitaire en utilisant tous les moyens disponibles : méditation, diminution du stress, diète, alimentation, exercice, accomplissement émotionnel et spirituel.

Toutes ces stratégies sont valables et devraient être appliquées parallèlement. Le plus gros des crédits de recherche est habituellement consacré au développement d'un vaccin, et la plupart des média ignore d'autres traitements qui sont peut-être moins spectaculaires, mais qui peuvent en fin de compte sauver des vies en n'entraînant ni effets secondaires néfastes ni dépenses colossales. Il devrait être évident, tant pour le scientifique que pour le sens commun, qu'en renforçant tous les aspects du système immunitaire, un individu atteint d'une infection par le HIV peut parvenir à préserver sa santé et à empêcher le développement du SIDA. Les publications rapportant les résultats des divers traitements «parallèles» de l'infection par le HIV sont répertoriées à la fin de ce livre. *(5), (112)*

Aucune publication scientifique n'a été faite à ce jour en ce qui concerne les effets du germanium organique sur le SIDA ou sur le HIV. Toutefois, au vu des effets du germanium organique sur la stimulation de l'interféron, sur le renforcement de l'activité des cellules tueuses naturelles, et sur l'activation des macrophages et des cellules T8 suppressives, il paraît éminemment plausible que le germanium organique soit doté de propriétés thérapeutiques inestimables dans le cas du traitement du SIDA, sans aucun des effets secondaires toxiques qui accompagnent tant de médicaments actuellement utilisés. La question du germanium, en tant que puissant et prometteur agent anti-SIDA, a été évoquée lors d'une conférence qui se tenait au Japon en 1987. *(92)*

Plusieurs rapports préliminaires, relatant des cas anecdotiques, ont été communiqués au sujet de l'utilisation, couronnée de succès, du germanium organique dans la résolution du sarcome de Kaposi et d'autres lésions. En vue d'établir scientifiquement la possible valeur thérapeutique du germanium organique, et de susciter l'intérêt de la recherche sur le SIDA pour le germanium organique, l'auteur prépare actuellement un essai en double aveugle avec utilisation du germanium organique sur des patients atteints du SIDA, au Royaume-Uni.

Le système immunitaire n'est pas une partie isolée du reste du corps - il est étroitement lié à tout l'organisme, et peut par conséquent être renforcé par toutes sortes de pratiques. Le germanium organique paraît renforcer et rétablir l'équilibre à un niveau fondamental ; il maintient donc logiquement la santé d'une manière tout à fait naturelle.

4

L'OXYGENE : LE LIEN VITAL

L'oxygène : souffle de vie, pranâ, énergie vitale universelle, et carburant. Sans oxygène, nous mourons. La pollution de l'atmosphère par des produits chimiques toxiques, la dégradation de la couche d'ozone par les fluorocarbones, la destruction de la forêt tropicale avec ses formes de vie pléthoriques, tout cela affecte gravement l'air que nous respirons, l'air irremplaçable dont la vie se nourrit. Outre la nourriture, les matières premières, la splendeur et l'enrichissement spirituel que nous apportent les multiples formes végétales, nos vies dépendent de l'oxygène que nos co-locataires végétaux de cette planète produisent en quantité par photosynthèse.

On peut vivre quelques mois peut-être sans nourriture ; quelques jours à une semaine, peut-être, sans eau, mais si nous cessons de respirer pendant trois à cinq minutes, des dommages irréversibles sont causés aux cellules cérébrales. De nombreuses pratiques de santé s'attachent à augmenter notre approvisionnement en oxygène. On sait que l'aérobic a une action bénéfique sur le système immunitaire et sur le coeur ; d'où l'engouement actuel pour la forme, et pour toutes sortes d'activités physiques allant de la marche et de la natation à la danse et à la course. Le souffle - ou plus précisément les techniques de respiration - est utilisé dans la pratique de la méditation, comme un moyen de focaliser sa concentration, ainsi que dans la pratique du «rebirth», dont le but est de nous aider à revivre et à repenser positivement des expériences passées qui ont été bloquées par notre conscient. La respiration profonde est un moyen efficace d'apaiser la douleur et la peur, et dans certaines cliniques, on utilise à des fins thérapeutiques l'oxygénation à haute pression pour accroître les réserves d'oxygène de l'organisme. Les méthodes du secourisme et les procédés de réanimation utilisés par les services d'urgence soulignent l'importance de relancer et de maintenir la respiration des patients et, par voie de conséquence, leur alimentation en oxygène. Des pratiques les plus anciennes aux plus modernes, la respiration et l'oxygène ont joué et joueront toujours un rôle fondamental.

L'oxygène est une substance aussi vitale que précieuse ; l'oxygène nous permet de vivre ; il est indispensable à notre métabolisme cellulaire. Des cellules privées d'oxygène ne peuvent plus remplir leurs fonctions métaboliques normales. Un cas, connu sous le nom d'hypoxie (faible taux d'oxygène), entraîne une vulnérabilité cellulaire qui peut conduire à la dégénérescence des cellules, au vieillissement accéléré et au cancer. Nos métabolismes sont prioritairement dépendants de l'oxygène. Les aliments que nous ingérons sont digérés selon divers processus biochimiques, dans lesquels les molécules complexes sont cassées en substances élémentaires ; l'énergie produite est stockée sous forme de molécules d'*adénosine triphosphorique* (ATP). L'oxygène est indispensable à la bonne marche de ce processus. Si l'alimentation en oxygène n'est pas adéquate, des processus biochimiques anaérobiques se produisent. Dans l'organisme, un environnement anaérobique favorise la prolifération d'une microflore pathogène, du genre *candida* ; il encourage également les cellules cancéreuses, que l'on soupçonne d'être la conséquence d'un métabolisme anaérobique.

L'oxygène est vraiment une substance vitale pour notre corps. Parmi les processus permanents qui nécessitent la présence d'oxygène, on peut citer : la digestion et l'absorption des nutriments (aliments qui ont subi l'action des sucs digestifs) ; dégradation des substances toxiques que nous inhalons, que nous ingérons, et que nous absorbons par l'intermédiaire de métaux lourds - tel que le mercure- qui se trouvent placés dans notre bouche lors des soins dentaires. Quand nous agressons notre corps, par la consommation de caféine, par l'excès de sucre, de viande, d'alcool, de médicaments, par le manque de sommeil, par la tension mentale et

***Adénosine triphosphorique** : molécule qui intervient dans le métabolisme cellulaire, la contraction musculaire et la synthèse des hormones cortico-surrénales.*
***Candida** :levure (champignon) dont quelques espèces sont pathogènes pour l'homme. Agent des candidoses.*

émotionnelle, il nous faut encore plus d'oxygène pour réparer les dommages causés à nos cellules, nos tissus et nos organes. Le système immunitaire a besoin d'oxygène pour protéger le corps des attaques de l'environnement ; les globules blancs, phagocytes, qui engloutissent et détruisent les envahisseurs nocifs, «frappent» leurs cibles avec une dose de ***peroxyde*** toxique. *(62), (63)*

LES SUBSTANCES TOXICO-REACTIVES ISSUES DE L'OXYGENE

Face à toutes les propriétés vitales et dispensatrices de vie de l'oxygène, il y a aussi un aspect négatif qui réside dans la formation de certaines substances toxiques issues de l'oxygène, apparaissant au cours du processus métabolique. Elles sont extrêmement réactives, et on les soupçonne d'être à l'origine de la dégénérescence cellulaire, du vieillissement et de nombreuses maladies, dont le cancer. Ces substances (en anglais «Reactive oxygen toxic species», ROTS) comprennent le peroxyde, le peroxyde d'hydrogène (eau oxygénée), le radical hydroxyl, et l'ion oxygène. Ces dérivés d'oxygène sont toxiques parce qu'ils ont acquis un électron supplémentaire qui les rend extrêmement instables. Ce sont des «radicaux libres», de structure incomplète, fortement réactive et dangereuse pour les cellules. (Le peroxyde d'hydrogène n'est pas à proprement parler un radical libre, mais une forme incomplètement réduite

***Peroxyde** : substance plus oxydée qu'un oxyde par présence d'un ion oxygène supplémentaire, ce qui rend l'ensemble très instable et susceptible d'oxyder d'autres molécules.*

d'oxygène moléculaire). On trouvera de plus amples détails sur les ROTS et leur rôle dans de nombreuses maladies, dans un remarquable livre écrit par Bradford et ses collaborateurs, intitulé : «Oxydology». *(10)*

Le corps s'est entraîné à utiliser ces ROTS à des fins pratiques dans les processus métaboliques, par exemple l'utilisation par les phagocytes de peroxydes pour détruire leurs cellules cibles, ainsi que nous l'avons vu un peu plus haut. Le corps a aussi développé des modes naturels de neutralisation ou de destruction de ces ROTS ; les substances capables de nous désintoxiquer de ces ROTS ont pour noms antioxydants, extracteurs de radicaux libres, ou oxydoréducteurs. Ainsi la peroxyde dismutase (SOD), qui est une enzyme, antioxydant naturel du peroxyde, la catalase et le glutathion (GSH), autres enzymes, qui sont les antioxydants du peroxyde d'hydrogène (eau oxygénée). Certains nutriments, dont les vitamines C et E, sont les antioxydants diététiques respectifs du radical hydroxyl et de l'ion oxygène, tandis que le sélénium, sous forme d'oligo-élément, est un antioxydant du peroxyde d'hydrogène (eau oxygénée), en association avec l'enzyme glutathion.

LA PLACE DU GERMANIUM ORGANIQUE

Le germanium organique enrichit les réserves d'oxygène de l'organisme et possède des vertus antioxydantes, propriétés qui contribuent à répandre les effets bénéfiques de cet élément-trace à travers les nombreux processus métaboliques interactifs de l'organisme. *(62), (63)* Bien que les propriétés oxygéno-modulantes du germanium organique n'aient pas encore été clairement élucidées, les résultats des recherches cliniques sont suffisamment évidents pour permettre de jeter les bases d'un travail d'investigation ***in-vitro*** plus approfondi.

Le germanium organique enrichit nos réserves en oxygène

1. Le germanium organique abaisse le taux de consommation d'oxygène pour des organes en culture in-vitro et accroît la durée de vie des animaux soumis à un manque d'oxygène (hypoxie).

Les expériences effectuées sur des souris dans un laboratoire de biochimie de l'université de Tohuku, en vue d'examiner les effets du germanium organique sur la consommation d'oxygène dans le foie et le diaphragme, ont montré une diminution de la consommation d'oxygène. Le Dr Asai a estimé que le germanium organique devait jouer, dans l'organisme, le même rôle que l'oxygène, augmentant de ce fait l'alimentation du corps en oxygène. Il y a une relation entre l'apport d'oxygène, la viscosité du sang et le débit sanguin. Quand de plus grandes réserves d'oxygène sont disponibles, la viscosité du sang décroît, augmentant donc le débit du sang vers tous les organes.

2. Le germanium protège contre l'asphyxie au monoxyde de carbone, l'apoplexie et la maladie de Raynaud, accidents liés à la privation d'oxygène.

Après avoir pris du germanium organique à des doses thérapeutiques, on éprouve souvent une sensation de chaleur, d'ardeur et même de fourmillement d'impatience, que le Dr Asai a attribué à son effet oxygénant. Les individus souffrant de problèmes circulatoires, telle que la maladie de Raynaud, qui peuvent conduire à la gangrène et à l'amputation d'un membre, ont montré une résistance significative à leur maladie après avoir pris du germanium organique.

3. Le germanium organique a une action bénéfique dans le traitement des maladies oculaires, sur les blessures, et particulièrement sur les brûlures.

Le germanium organique a été utilisé avec succès dans le traitement de diverses maladies des yeux, dont le glaucome, la cataracte, le décollement et l'inflammation de la rétine, et les brûlures. On ne sait pas encore très bien quelles propriétés du germanium organique ont effectué ces rétablissements ; on peut toutefois supposer raisonnablement que les effets oxygénants du germanium ont contribué à la guérison.

4. Le germanium organique, administré en combinaison avec le traitement à l'oxygène hyperbare (en haute pression), *(65)* peut apporter une amélioration significative dans les cas de sclérose en plaques et autres maladies de dégénérescence.

Dans son livre «By Appointment Only», le naturopathe Jan de Vries commente les effets bénéfiques de la suroxygénation dans les traitements dans les cas de scléroses en plaques. De Vries, qui a rencontré le Dr Asai en 1975, utilise le germanium organique dans sa pratique de santé. En vue de les publier, il rassemble actuellement de nombreux cas exemplaires d'utilisation du germanium dans le traitement du cancer et de la leucémie. Voici ce qu'il écrit : *«le traitement à l'oxygène hyperbare, en combinaison avec le germanium, peut améliorer l'état du patient bien au-delà de ce que l'on peut supposer... La vue d'un patient atteint de sclérose en plaques s'améliore souvent quand on le soumet au traitement de l'oxygène hyperbare, car une bonne vue repose sur une bonne alimentation du sang en oxygène.»*

5. La structure du germanium organique, un filet de mailles cristallines abondamment pourvu en ions oxygène négatifs, est capable de remplacer l'oxygène, de permettre la capture et l'élimination des ions hydrogène acidifiants, et de désintoxiquer le sang.

Dans le schéma du transport des électrons au cours du phénomène cellulaire d'oxydoréduction, les électrons sont transférés le long d'une chaîne d'électrons récepteurs et, par combinaison d'oxygène et d'hydrogène, finissent par former de l'eau. Quoiqu'il en soit, en cas d'insuffisance d'oxygène, la perte des électrons risque de provoquer une accumulation d'ions hydrogène positifs, qui entraîne une acidification du sang. Le Ge-132, grâce à sa charge d'ions oxygène négatifs, peut éliminer ces ions hydrogène positifs qui intoxiquent le sang.

6. L'aptitude du germanium organique à transférer facilement les électrons lui permet d'agir comme un véritable égout à électrons pendant le phénomène cellulaire d'oxydoréduction, renforçant ainsi le potentiel énergétique de l'organisme sans apport d'oxygène supplémentaire.

Le système du transport d'électrons peut être comparé à une brigade du feu. En cas de quantité insuffisante d'électrons récepteurs, le processus entier risque d'être stoppé comme si, quelqu'un n'étant pas à sa place, le seau d'eau ne pouvait plus passer de main en main pour être vidé sur le feu. Le germanium a prouvé qu'il était un excellent conducteur électronique, et pouvait de ce fait contribuer de manière significative à l'efficacité du processus complet du métabolisme d'oxydoréduction, qui produit l'énergie de l'organisme.

Le germanium organique est un antioxydant

1. Le germanium organique (Ge-132) protège les souris contre l'accumulation de l'amyloïde, un radical libre, résidu de l'oxydation.

Une maladie, connue sous le nom d'amylose, résulte d'un déséquilibre dans le processus de dégradation des protéines, provoquant l'accumulation d'amyloïdes. L'amylose est en relation avec les maladies inflammatoires chroniques, l'amylose immunitaire accompagnée de désordres dans les cellules du plasma, de dépôts d'amyloïdes dans les organes neuro-endocriniens, ou dans la déficience congénitale des enzymes chargées de briser les précurseurs amyloïdes. Les rapports cliniques signalent que l'amylose peut être provoquée par des agents immunodépresseurs. Au Japon, au cours d'une étude en laboratoire, le germanium organique a sérieusement diminué (50% du groupe traité) l'apparition de l'amylose chez les souris. Le mécanisme de cette opération reste à élucider.

2. Le germanium organique (Ge-132) protège la cystéine (un acide aminé aliphatique soufré), en solution, contre l'oxydation.

On a découvert que les solutions de cystéine avaient des effets favorables sur les maladies des yeux, notamment les ulcères de la cornée et les brûlures. Cependant, les solutions aqueuses de cystéine présentent le défaut de s'oxyder très rapidement pour former un produit insoluble, ce qui nécessite de préparer sans cesse des solutions fraîches. On s'est rendu compte que le germanium stabilisait les solutions de cystéine en inhibant l'oxydation : les préparations étant demeurées solubles dans l'eau pendant plus d'une semaine. Ceci met en évidence l'une des applications thérapeutiques des propriétés antioxydantes du germanium.

3. Le germanium organique (Sanumgerman) a, sur les rats, des effets significatifs d'activation des systèmes enzymatiques en relation, l'un avec le glutathion et l'autre avec la peroxyde dismutase (SOD). *(37)* Les doses relatives à la dynamique d'activation sont différentes pour les deux systèmes enzymatiques.

Plusieurs communications scientifiques provenant de l'Institut de chimie physiologique de Hanovre font état des effets -chez le rat- de certains composés de germanium organique (le Sanumgerman et quelques dérivés) sur les systèmes enzymatiques en relation, soit avec le glutathion, soit avec la peroxyde dismutase. Ces résultats sont résumés ci-dessous :

(a) Les glutathion-S-transférases microsomiques et cytoplasmiques ont été activées.

(b) Les glutathions peroxydases (GSH-Px) ont été activées, la concentration de glutathions réduits (GSH) augmentée, tandis que les niveaux de glutathion total (TG) ont été influencés par la liaison organique particulière du germanium utilisé.

(c) L'activation de la peroxyde dismutase (SOD) était biphasique, proportionnelle à la dose, et influencée par le type de liaison organique du germanium utilisé.

(d) L'activité catalase des ***mitochondries*** et des peroxysomes du foie est modulée proportionnellement à la dose et à la substance du germanium utilisé.

L'aptitude du germanium organique à moduler l'activité des antioxydants connus, tels que le ***glutathion*** (GSH), la ***peroxyde dismutase*** (SOD) et, probablement, la ***catalase***, montre à l'évidence les propriétés antioxydantes du germanium.

LA STRUCTURE EST-ELLE LA CLE DU MYSTERE ?

A la base des propriétés oxygénantes et antioxydantes du germanium organique se trouve sa structure qui, comme nous l'avons vu au chapitre 2, est un filet de mailles cristallines, pourvu d'innombrables liaisons oxygène (Fig.3). Le germanium a quatre électrons, dont trois, dans le Ge-132, ont une liaison oxygène, l'autre étant un radical libre capable d'intervenir dans diverses réactions, ce qui implique de multiples propriétés, outre la modulation oxygénante, telles que l'analgésie et la protection contre les radiations. Le Sanumgerman (citrate lactate de germanium) possède une structure différente, mais des propriétés oxygénantes analogues et des effets antioxydants rigoureusement démontrés. Ainsi, c'est probablement la souplesse électronique du germanium qui est au coeur de

mitochondries *:formations qui parsèment le protoplasme des cellules sous forme de grains isolés, jouant un rôle important dans l'activité cellulaire pour la libération de l'énergie ou la synthèse des protéines.*
Glutathion, peroxyde dismutase, catalase *: enzymes dont le rôle est de décomposer les radicaux libres oxydants.*

ses propriétés oxygénantes et antioxydantes, en lui permettant -pour parler en termes d'électronique- de donner et de prendre aussi facilement.

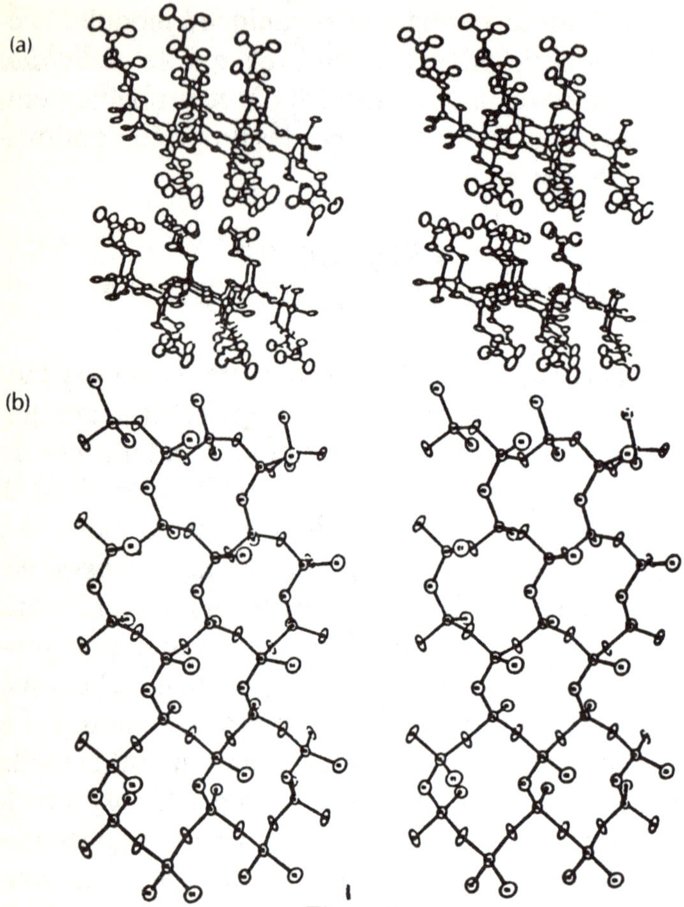

Figure 3

(a) Vue stéréoscopique d'une partie du treillis déployé du germanium carboxyéthyl sesquioxyde.

(b) Vue stéréoscopique montrant le réseau étendu de germanium carboxyéthyl sesquioxyde et le mode de numération atomique.

(Extrait du Journal of the American Chemical Society, 8 dec. 1976).

5

METAUX LOURDS ET RADIATIONS

LE JEU DE LA VIE ET DU HASARD

Les dangers les plus inattendus, et par conséquent les plus insidieux, qui menacent la vie, sont silencieusement présents - dans l'air que nous respirons, l'eau que nous buvons et la nourriture que nous prenons. Quand nous sommes victimes d'un accident de voiture ou d'une explosion, nous savons au moins où les fractures ou les brûlures se sont produites. Tandis que les tueurs froids et silencieux que sont les métaux lourds (le mercure, le plomb, le cadmium) et les radiations (retombées atmosphériques, pollution industrielle, certains procédés médicaux et dentaires) accumulent leurs effets toxiques dans les organismes vivants.

Grâce aux pressions considérables que les groupes de protection de l'environnement ont fait peser sur les organismes gouvernementaux, on a pris peu à peu conscience, dans tous les secteurs de la société, des dangers que représentent pour la santé et pour la vie les métaux lourds et la contamination radioactive. Les agents polluants sont innombrables : agents chimiques organiques carcinogènes, pluies acides provoquant des brûlures, agents chimiques tératogènes provenant de l'industrie du plastique et entraînant des malformations de l'embryon, phosphates infiltrés par l'abus des fertilisants, plomb émis par les pots d'échappement, mercure accumulé dans les poissons et les algues, retombées radioactives de Tchernobyl, pour n'en citer que quelques uns.

De nombreux travaux du secteur industriel peuvent s'avérer extrêmement hasardeux : les mines de charbon et les mines à ciel ouvert, les laboratoires chimiques, la chirurgie dentaire et la médecine nucléaire. La prise de conscience des dangers de ces substances a conduit à prendre de plus en plus de précautions : port de masques à gaz, de tabliers de plomb, surveillance médicale du sang et de l'urine. Il serait cependant naïf de penser que nous pouvons échapper à ces poisons aussi mortels que silencieux, qui sévissent un peu partout sur notre planète industrielle. Le seul fait d'être en vie et de respirer nous expose à subir l'assaut d'innombrables substances toxiques.

Les dangers de l'empoisonnement par les métaux lourds

Parmi les poisons mortels connus, l'un des plus

dangereux est le mercure, qui s'introduit dans notre bouche sous forme de plombage dentaire *(96), (118)* et que l'on trouve communément dans de nombreux articles ménagers, comme les thermomètres et les piles. Parmi les effets toxiques de l'empoisonnement au mercure, on peut citer les maux de tête, les tremblements des membres, les palpitations, les fourmillements, la dépression, les problèmes cardiaques et autres maladies d'organes divers, qui apparaissent parfois plusieurs dizaines d'années après l'exposition au produit. Le plomb est, lui aussi, un danger mortel ; présent dans les peintures, les tuyauteries, les gaz d'échappement et les fumées industrielles, il a été suspecté d'avoir été l'une des causes du déclin de l'Empire Romain, et plus récemment d'avoir empoisonné les esclaves et les esclavagistes des plantations de canne à sucre, dans les Caraïbes. Le cadmium, également contenu dans les piles, est encore une fois un métal lourd toxique. Les métaux lourds, tels que le mercure, le plomb et le cadmium, ne sont pas évacués facilement par le corps - ils s'installent et s'accumulent dans l'organisme, produisant tranquillement leurs effets toxiques.

Il n'y a pas de dose acceptable de radioactivité

La menace que les radiations font peser sur notre vie est universellement connue et rapportée ; la crainte de la guerre nucléaire est l'un des facteurs déterminants du profil psychologique de la jeunesse actuelle. Cependant, à côté des dangers majeurs de guerre nucléaire ou de fusion du coeur d'une centrale, il reste l'exposition aux risques du monde d'aujourd'hui - retombées atmosphériques, techniques médicales et dentaires, et utilisation industrielle de produits radioactifs, telle que l'irradiation des aliments destinée à prolonger leur durée de stockage.

Récemment, une émission de la télévision britannique a relaté la contamination radioactive de l'eau potable dans le sud-est de l'Angleterre, englobant la région de Londres, provoquée par une usine d'isotopes radioactifs destinés à des applications médicales et scientifiques. A partir du moment où la radioactivité et n'importe quel autre poison pénètrent dans l'atmosphère, l'eau et la terre, ils entrent dans la chaîne alimentaire et affectent une multitude d'organismes, des microbes à l'homme en passant par les insectes, les plantes et les animaux. Certes, la radioactivité décroît, mais il n'en reste pas moins que certains isotopes, dont la durée de vie dépasse plusieurs centaines d'années, contaminent les sites pendant de nombreuses générations.

Des standards, relatifs à une soi-disant dose «acceptable» d'exposition aux radiations, ont été établis par la Commission internationale pour la protection contre les rayonnements ionisants (International Commission on Radiological Protection - ICRP). En 1957, cette dose était établie à 5 rem par an pour un travailleur et à 0,5 rem pour l'ensemble de la population. Des seuils de tolérance ont également été définis pour chaque organe du corps. Par la suite, on a reconnu que ce niveau de risque était inacceptable, et que les fameuses doses «acceptables» devaient être inférieures à 1 rem. Ces niveaux de risque ont été calculés sur la base d'une probabilité d' un mort par an sur dix mille travailleurs, ou d'un travailleur décédé sur deux cents (au bout d'une durée normale de vie) des suites d'un accident du travail en relation avec une irradiation. Cette évaluation des risques ne tient pas compte des dommages plus difficilement observables tels que le cancer, les malformations du foetus, et les divers effets nocifs de l'exposition aux radiations. La plupart des chercheurs bien informés partent généralement du postulat selon lequel il n'y a pas de dose radioactive inoffensive ; nous ne sommes tout simplement pas capables de quantifier les dommages qui peuvent résulter d'une exposition prolongée aux radiations. *(111)*

Prise de conscience et engagement personnel

Pour préserver sa santé au maximum, il est nécessaire de réduire, autant que faire se peut, notre exposition aux toxines industrielles et à la pollution atmosphérique, en choisissant attentivement notre lieu de résidence, en refusant de permettre l'usage de nébuliseurs de substances toxiques tels que les insecticides, la construction de centrales thermiques polluantes, et en prenant des mesures qui permettent de renforcer les mécanismes de défense naturelle de l'organisme - le système immunitaire-, les antioxydants et autres détoxinants que l'on peut trouver dans les plantes, les algues et les minéraux. *(16)*

Le Japon : un choix naturel pour la recherche sur le mercure et les radiations

Ce n'est pas par hasard que les premières recherches et les premiers tests sur le germanium organique ont été effectués au Japon. C'est à Hiroshima que la bombe atomique a causé les ravages que l'on sait, et c'est à

Minamata que des milliers de personnes ont souffert d'une maladie épouvantable, qu'on a appelé «maladie de Minamata» et qui est due à la consommation de poissons empoisonnés au mercure. L'horreur et la misère engendrées par les radiations et le mercure ont provoqué une prise de conscience et, heureusement, une sensibilité plus grande aux conséquences de nos actes sur notre environnement. Ainsi, lorsque j'étais étudiante, la meilleure méthode possible permettant d'analyser la structure des acides nucléiques était l'électrophorèse au monométhyle de mercure. A cause de la toxicité connue du monométhyle de mercure, et certainement de la plupart des produits chimiques que nous utilisions, nous prenions un luxe de précautions pour éviter de nous exposer à ces substances. Quoiqu'il en soit, la vigilance est plus que jamais de rigueur si nous voulons préserver notre santé. C'est à la suite des témoignages dramatiques de victimes de la maladie de Minamata que le Dr Asai entreprit ses recherches sur les effets du germanium organique sur l'intoxication au mercure.

LE MERCURE ET LE GERMANIUM ORGANIQUE

Au cours d'une expérience, on fit à un rat une injection de chlorure de mercure qui provoqua la formation d'un dépôt calcaire dans le cortex et les zones médulaires du rein. Après dix jours de traitement au germanium organique, la plupart des dépôts calcaires avaient disparu, et dans les 20 jours qui suivirent, plus aucune trace de calcaire ne subsistait. Les cellules mortes avaient été dispersées dans les interstices des tissus. Après 30 jours de traitement au germanium organique, les cellules mortes avaient été remplacées par des cellules saines.

Une autre expérience sur des rats a montré que le germanium organique, administré en même temps que le mercure a empêché le développement des symptômes d'intoxication, et a ainsi prévenu apparemment l'empoisonnement au mercure.

Des expériences analogues utilisant le cadmium à la place du mercure ont montré que le germanium organique débarrassait l'organisme du poison avec la même efficacité.

Comment le germanium organique débarrasse le corps des métaux lourds

On pense que la toxicité du mercure proviendrait de son interaction avec des radicaux libres organiques, provoquant des perturbations électromagnétiques, affectant des cellules et des organes parfois fort éloignés du point de pénétration. La manière la plus sûre de prévenir l'empoisonnement au mercure est d'empêcher son accumulation en en débarrassant l'organisme. Le Dr Asai a montré comment, en théorie, le germanium organique est capable d'accomplir cette tâche : grâce à la structure unique de sa molécule. (Fig 4)

Le composé de germanium organique dispose d'une structure pyramidale comportant trois ions négatifs d'oxygène autour de l'atome de germanium. Les ions négatifs d'oxygène sont situés à la base de la pyramide. Deux pyramides opposées dont les bases se font face forment une molécule (voir le diagramme). Tout métal

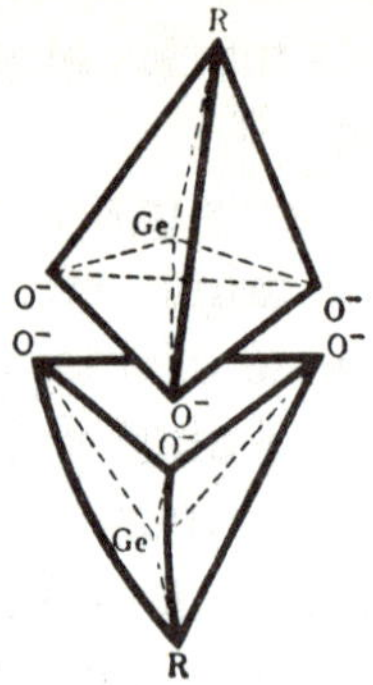

Figure 4

La structure pyramidale du composé de germanium organique, avec ses trois ions oxygène négatifs entourant le germanium.

(D'après Miracle Cure : Organic Germanium - Japan Publications Inc.)

lourd accumulé dans l'organisme est chargé d'ions positifs qui se précipitent, pour y être emprisonnés, dans la structure en mailles des ions oxygène négatifs du germanium organique.

Ceci pourrait expliquer les effets apparemment bénéfiques de la «capture», par le germanium organique, d'autres métaux lourds tel que le cadmium. Bien que rien n'ait été publié au sujet des applications du Sanumgerman et du Spirogermanium dans ce domaine, on peut supposer, dans la mesure où leur structure en mailles comporte également une grande quantité de liaisons oxygène, qu'ils seraient capables d'agir de la même manière. D'autres éléments-trace, comme le sélénium, ont montré qu'ils pouvaient eux aussi débarrasser l'organisme des métaux lourds ; mais les mécanismes sont probablement très différents.

Voici un champ ouvert à la recherche, non seulement pour le mercure, mais aussi pour le plomb, le cadmium et autres métaux lourds toxiques.

LE GERMANIUM ORGANIQUE ANTI-MUTAGENE

Les chercheurs japonais Kada et Mochizuki ont publié les résultats de leurs recherches en génétique microbienne sur le pouvoir du germanium à protéger les cellules bactériennes contre les mutations dues au rayonnement gamma et au mutagène chimique bien connu le Trp-P-2 [3-amino-1-méthyl-5H-pyrido (4.3b) indole]. Dans des conditions d'expériences rigoureusement contrôlées, il a été démontré que le Ge-132 réduisait par 20 les mutations d'*Escherichia Coli* (un colibacille) dues au rayonnement gamma.*(72)* Au cours d'un débat sur le mécanisme de ses capacités anti-mutagènes, on suggéra que le Ge-132 pouvait améliorer la fidélité, pendant la synthèse de l'ADN, de l'ADN polymérase III, une enzyme répliquante de l'ADN. On a démontré également les mêmes effets anti-mutagènes dans le cas du cobalt. L'oxyde de germanium s'est avéré capable de réduire de 40 à 67 fois le taux de mutations provoquées par le Trp-P-2 sur *Salmonella Typhimurium* (bacille typhique). *(44)* Ce mécanisme anti-mutagène semblerait agir en amplifiant la fidélité des systèmes réparateurs de l'ADN de la cellule, non résidents sur un plasmide (ADN extra-chromosomique).

Ces expériences conduites au niveau moléculaire mettent en évidence l'aptitude du germanium organique et inorganique à protéger contre les mutations génétiques induites par le rayonnement gamma et un mutagène chimique connu.

Le germanium organique protège l'homme contre les effets des radiations

L'administration de Spirogermanium à des rats déclenche la production de cellules suppressives T8 résistantes aux radiations (2000 rads), comme nous le verrons au chapitre 8. L'administration de germanium organique à des patients subissant une radio-thérapie contre le cancer protège les globules rouges et les globules blancs contre les effets destructeurs des rayons. Ce qu'il nous faut pour combattre le cancer, c'est un système immunitaire fort ; malheureusement, la chimio-thérapie et la radio-thérapie exercent leurs effets toxiques aussi bien sur les cellules saines que sur les cellules cancéreuses, balayant ainsi les globules blancs du système immunitaire et rendant le patient extrêmement vulnérable aux infections. La possibilité d'irradier et de tuer les cellules cancéreuses tout en préservant le système immunitaire est d'un intérêt fondamental pour les patients, et devrait permettre de souligner les bienfaits d'une utilisation conjointe et complémentaire de la médecine allopathique et de la médecine naturelle et holistique sur l'état de santé des patients.

Le cas suivant, illustrant les effets radio-protecteurs du germanium organique, est extrait de l'ouvrage du Dr Asai : *(2)*

Le patient, de sexe mâle, d'âge non communiqué, avait

subi une amputation de la partie inférieure de la jambe gauche, à cause d'une tumeur survenue sur le cartilage du talon. Quelques années plus tard, à la suite du développement d'une tumeur cartilagineuse dans le poumon droit, on pratiqua une lobectomie des parties médianes et inférieures. Cependant, une tumeur de la taille d'un pouce avait commencé à se développer dans la partie restante de l'organe.

L'homme se mit alors à appliquer sur lui-même diverses thérapies naturelles -usage de plantes, balnéothérapie chaude et froide, thérapie de Demiger, jeûne, photothérapie (UV), acupressure, vibrateur électrique- accompagnées d'une rigoureuse diète macrobiotique. Puis il essaya l'ozono-thérapie, l'acupuncture, et l'auto-tranfusion de sang purifié, mais la tumeur continuait de croître.

A ce moment, il commença à prendre du germanium organique -120 ml de solution et 200 mg de poudre par jour. Sur les conseils des médecins de la Clinique du germanium, il accepta que fut entamée une radiothérapie au cobalt afin de détruire les cellules malignes. On lui administra une forte dose de 1000 mg de germanium organique pour minimiser les effets des radiations.

Pendant les 47 jours consécutifs de traitement au cobalt, l'homme conserva toute sa force physique et retrouva l'appétit. On ne nota qu'une légère modification de la formule sanguine comme le montre le tableau reproduit ci-après.

Au cours de l'examen angiographique, l'homme ne ressentit aucune douleur, au contraire de l'expérience atroce qu'il avait faite deux ans plus tôt. On lui enleva une tumeur d'environ 2 kg. A l'issue de cette opération, il avait une bien meilleure apparence qu'après l'opération chirurgicale précédente. Il recommença à prendre des aliments solides le troisième jour, à marcher le quatrième. On lui ôta les points de suture le dixième jour et il rentra chez lui le dix-huitième jour. Ensuite, il reprit son travail à la ferme et dans les champs.

Composition sanguine avant et après le traitement au cobalt

	Avant	Après 47 jours de traitement
Globules rouges (hématies)	3 100	3 000
Globules blancs (leucocytes)	507	513
Plaquettes (thrombocytes)	10,2	9,6
T.P.	7,4	7,4
A/G	1,5	1,55
GOT	37	35
GPT	28	30

Comment le germanium organique protège-t-il contre les effets des radiations ?

Les mécanismes précis montrant comment le germanium organique parvient à protéger les cellules humaines contre les effets nocifs des radiations n'ont pas encore été élucidés. Toutefois, le Dr Asai se référait aux données indiquant que «*les atomes du germanium organique se fixent sur les globules rouges et leur servent d'abri contre les électrons intrus en les détournant de l'atome.*»

En l'absence de données complémentaires, on peut envisager plusieurs schémas selon lesquels le germanium organique pourrait avoir une affinité avec les cellules sanguines, probablement par attraction électronique. Etant donné la structure en maille du réseau de germanium et les capacités semi-conductrices de celui-ci, ceci peut apparaître comme une possibilité raisonnable.

L'analyse sanguine reproduite ci-dessus indique clairement l'arrêt de la destruction des cellules sanguines qui accompagne habituellement le traitement au cobalt. Cette analyse, ajoutée aux données concernant la production par le Spirogermanium de cellules T radio-résistantes, montre à l'évidence l'effet protecteur du germanium organique, lequel pourra être vérifié par d'autres recherches.

6

LES NEURO-TRANSMETTEURS : MODULATION ET ANALGESIE

LE LIEN CORPS / ESPRIT

Un domaine interdisciplinaire, particulièrement fertile, de la recherche concerne les relations intimes qui existent entre l'esprit, le cerveau, le système nerveux et le système immunitaire. Le terme qui désigne l'interaction entre le système nerveux central et le système immunitaire est : «psychoneuro-immunologie». *(95)* Alors que la vision du monde et du corps, que s'est forgée préalablement d'une manière simpliste et mécaniste la science occidentale, disséquait et décrivait individuellement chaque organe, chaque tissu, chaque cellule et attribuait à chacun une cause et un effet spécifiques, il est devenu évident que les agents chimiques du corps et les fonctions métaboliques agissent en inter-relation. Et, bien que les interactions de l'esprit, du système nerveux et du système immunitaire ne puissent être désignées simplement, les composantes de cette complexité nouvellement entrevue s'entremêlent pour former un tout remarquable, dans lequel les molécules simples sont les modulateurs et les déclencheurs à la fois du système nerveux et du système immunitaire.

Perception de la douleur et réponse

Cette inter-relation de l'esprit, du corps et du système immunitaire est admirablement représentée dans le phénomène liant la perception de la douleur et la réponse à la douleur. Pour prendre un exemple simple, la douleur est un signal d'alarme qui est acheminé par les nerfs depuis les cellules situées au point de la blessure jusqu'au cerveau. Quant au phénomène de la «douleur fantôme», dans lequel celle-ci émane apparemment d'un membre disparu après amputation, il s'agit d'un processus plus complexe. La théorie de la porte, émise par Ronald Melzack, un expert de la douleur, suggère qu'il existe un certain seuil de la douleur, influencé par une variété de facteurs psychologiques et neurophysiologiques.

Ainsi, l'intensité de la sensation de douleur, et les types de réponses physiques et émotionnelles qui en découlent, sont déterminés par une myriade de paramètres, qui dépendent du contexte de la situation, de notre état psychologique, et de notre forme physique et mentale. Dans les situations désespérées, comme en temps de guerre, en cas de catastrophes naturelles tels que les raz de marée ou les tremblements de terre, ou en cas de catastrophes résultant des activités humaines, comme les coups de grisou, les accidents nucléaires ou les prises d'otages, il est bien connu que l'individu en péril se trouve soudain doté d'un degré «surhumain» de force, de courage, et d'une apparente insensibilité à la douleur qui dure parfois longtemps après les événements, jusqu'au moment où il peut enfin se payer le luxe de la ressentir. On ne compte plus les histoires palpitantes de victimes coincées, pendant de longs intervalles de temps, dans des situations pratiquement désespérées, et qui ont survécu parce qu'elles ont voulu survivre de toute la force de leur volonté. Le corps semble focaliser l'attention sur le stimulus le plus menaçant pour la vie de l'individu - le mal de tête paraît s'évanouir quand on reçoit un bon coup sur le crâne.

Notre réponse à la douleur peut être modifiée par notre humeur - d'une manière ou d'une autre, la douleur se fait plus vive quand nous nous sentons déprimés, désespérés, seuls ou mal aimés. Quand nous sommes heureux, en pleine forme et sans angoisse, nous sommes capables d'endurer la douleur même la plus violente avec une certaine sérénité, et de résister au tourbillon de la dépression émotionnelle. La douleur peut être modulée par toutes sortes de mécanismes - que ce soit en distrayant simplement notre attention ou en la concentrant sur autre chose - ainsi que par d'autres états de conscience auxquels on parvient au moyen de la respiration contrôlée, de l'exercice physique, de la méditation et de l'hypnose.

LES COMPOSANTES DU SYSTEME NERVEUX

Le système nerveux est un réseau gigantesque dont les ramifications s'étendent à presque toutes les parties du corps. Les différentes aires du cerveau sont le siège de nombreuses fonctions. Le cortex, la «matière grise» supérieure, est le siège de la vue, de l'ouïe et du calcul. Un peu plus enfoui dans le cerveau, se trouve le système limbique, siège des émotions tels que la colère, la peur, l'amour, la joie et l'anxiété. Encore plus profondément, on trouve l'hypothalamus, l'intermédiaire entre le cerveau et les multiples fonctions régulatrices périphériques. L'hypothalamus régule la plupart des fonctions automatiques ou autonomes du corps, qui se poursuivent indépendamment de notre état de veille ou de sommeil, telles que la respiration, la digestion et les battements du coeur. L'hypothalamus, qui renferme une grande concentration de neurotransmetteurs, les molécules de communication du système nerveux, envoie aussi des neuro-hormones à la glande pituitaire (hypophyse), qui est la glande principale de l'organisme et qui, en réponse aux messages provenant de l'hypothalamus, expédie des hormones à tous les organes spécifiques du corps.

Les messagers chimiques du système nerveux

Diverses molécules servent de messagers pour faciliter la transmission des informations à travers l'organisme. Elles ont pour noms neuroendocrines, neurotransmetteurs et neuropeptides. Les acides aminés, outre le fait d'être les briques servant à construire les protéines, sont aussi les précurseurs de petites molécules qui modulent le système nerveux en agissant comme neurotransmetteurs. Par exemple l'acétylcholine, qui stimule les fonctions du système nerveux et celles du système immunitaire, est un transmetteur général entre neurones, qui agit jusque dans les terminaisons nerveuses des fibres musculaires.

Un groupe de molécules neurotransmettrices, classées sous le terme générique de catécholamines, comprend la dopamine, la noradrénaline et l'adrénaline. On a relevé, dans la maladie de Parkinson, des insuffisances en dopamine qui sont responsables des tremblements musculaires. Un autre neurotransmetteur, la sérotonine, est un neurotransmetteur inhibiteur qui joue un rôle dans les fonctions cognitives et le cycle du sommeil. Paradoxalement, bien que la sérotonine exerce ses effets calmants sur le système nerveux, c'est avant tout un immunodépresseur.

Un autre groupe de molécules, appelées neuropeptides, comporte les beta-endorphines, des peptides ***opioïdes*** et les enképhalines. Ces peptides, qui s'avèrent être les molécules analgésiques naturelles de l'organisme, sont libérés par l'hypothalamus, en réponse à la douleur, et peuvent profondément modifier les réactions du système nerveux.

Bien que leurs effets immunologiques ne soient pas encore complètement connus, on a constaté que les beta-endorphines accroissaient la prolifération des cellules T et que les enképhalines renforçaient les per-

Opioïdes : *molécules dont l'action est semblable à celle de la morphine.*

formances des cellules T actives. *(5)*

L'EFFET DU GERMANIUM ORGANIQUE SUR LA DOULEUR

Le soulagement de la douleur par administration de germanium organique est l'un des phénomènes le plus fréquemment rapporté dans les études cliniques réalisées aussi bien par les médecins européens que par ceux de la Clinique du Germanium du Dr Asai. Ceci concerne les malades en phase cancéreuse terminale et les patients souffrant d'arthrite ou d'angine de poitrine. Le Dr Asai lui-même a décrit la virtuelle absence de douleur et la réelle sensation de bien-être qui accompagnent la chirurgie du cancer associée à la prise de doses importantes de germanium organique. Un homme atteint d'une tumeur cartilagineuse au poumon subit une deuxième ***angiographie*** sans douleur, alors que la première, en l'absence de germanium, avait été atroce.

Etant donné que la douleur est modulée subjectivement par l'humeur, la foi, l'espoir, l'angoisse, etc..., ces témoignages sur le soulagement de la douleur peuvent être attribués à des facteurs psychologiques plutôt qu'à la prise de germanium organique. Cependant, de récentes données neuro-pharmacologiques, obtenues après des études de laboratoire sur des animaux, ont démontré concrètement les propriétés neuro-modula-

Angiographie *:Radiographie des vaisseaux après injection d'un liquide opaque aux rayons X.*

trices et analgésiques du germanium organique.

La modulation des neuro-transmetteurs par le germanium organique

En étudiant l'effet du Sanumgerman sur le système nerveux central des souris *(50) (51)*, on a découvert qu'il y avait une influence sur les systèmes catécholaminergique et sérotoninergique. Le Sanumgerman réduit les taux de noradrénaline et de dopamine et inhibe leur utilisation par le cerveau des souris, tout en stimulant les taux de la sérotonine et de son renouvellement. Le Sanumgerman exerce par conséquent un effet inhibiteur sur le système catécholaminergique central. Ceci expliquerait certains effets secondaires passagers, tels que la léthargie, la somnolence et les difficultés oculaires, remarquées à propos du Spirogermanium. La stimulation de la sérotonine, qui a une action calmante, peut expliquer la sensation de bien-être, observée sur les patients ayant pris du germanium organique.

L'effet analgésique du germanium organique par l'intermédiaire des neuro-peptides

Le Ge-132, administré par voie orale ou par injection intra-péritonéale, a renforcé les effets analgésiques de la morphine *(36)* : l'action analgésique était complètement bloquée par le naxolone, qui est un anti-opiacé stéréospécifique. Ceci signifie que le Ge-132 peut activer le système analgésique par l'intermédiaire

***Opio-récepteur :** cellule nerveuse spécialisée sensible aux neuro-transmetteurs opioïdes dont l'action est semblable à celle des composés issus de l'opium, comme c'est le cas de la morphine.*

d'un *opio-récepteur* du cerveau, et activer les neurones dopaminergiques ou sérotoninergiques avec les mêmes effets analgésiques que la morphine, et libérer les enképhalines ou d'autres neuro-peptides.

Une étude approfondie des effets analgésiques du germanium organique, réalisée par Komuro et son équipe *(55)* a montré que des dérivés du Ge-132 inhibait la dégradation des opiopeptides endogènes (enzymes enképhalino-dégradantes). Dans ce rapport, 28 sortes de dérivés du Ge-132 ont été étudiées pour leurs effets inhibiteurs sur ces enzymes enképhalino-dégradantes, provenant d'organes et de tissus animaux et humains. Plusieurs dérivés inhibèrent l'activité de la ***dipeptidyl-carboxypeptidase*** du tissu d'un muscle long, de l'***amino-peptidase*** du liquide céphalo-rachidien humain, et la ***dipeptidylaminopeptidase*** du cerveau du singe et du muscle longitudinal de l'intestin du bovin. Ceci montre à l'évidence que l'effet analgésique du germanium s'exprime en prévenant la dégradation de l'enképhaline, l'une des molécules anti-douleur naturelles de l'organisme.

Dipeptidylcarboxypeptidase, aminopeptidase, dipeptidylaminopeptidase : *enzymes spécialisées chargées de la dégradation d'une substance précise.*

7

GERMANIUM ET CANCER

LE POINT DE VUE SCIENTIFIQUE

Il faut que chacun se pose à nouveau la question fondamentale : «Qu'est-ce que le cancer ?». Nous sommes tellement conditionnés à subir un choc à sa seule évocation, que nous avons du mal à évaluer rationnellement ce qu'il est. C'est, pour parler plus simplement, une prolifération anarchique de cellules. Normalement, notre système immunitaire peut contrôler les corps étrangers, les toxines et autres cellules anormales ou cancéreuses. Cependant, à cause d'une accumulation de facteurs multiples, peut-être due à une prédisposition génétique, à une mauvaise alimentation, aux attaques d'agents toxiques de l'environnement, aux abus de toutes sortes, à la négativité psychologique et à la dépression, notre «résistance» s'affaiblit, les cellules anormales se multiplient et commencent à se répandre, à l'insu des mécanismes de contrôle normaux.

Nulle part plus que dans les maladies telles que le cancer, la scission entre les partisans de l'allopathie et ceux de la médecine naturelle n'est aussi vive. La science occidentale, enfermée dans sa notion «une maladie, une cause», dépense des milliards de dollars dans des recherches de plus en plus spécialisées qui doivent aboutir à un traitement pour chaque maladie. Les partisans de la méthodologie du «cherche et détruis» utilisée en chimiothérapie, en radiothérapie et en chirurgie éradicatrice, sont tous sincèrement persuadés que, pour guérir le cancer, il faut le détruire.

L'approche **holistique** de la guérison considère tous les facteurs individuels : aussi bien psychologiques, spirituels et émotionnels, que physiques, et ceux qui dépendent de l'environnement. Où est le cancer ? Qu'est-ce qui, dans la vie de telle personne, l'a poussée à développer un cancer dans telle partie de son organisme ? Quelle est la prédisposition physique et génétique de telle personne, de ses parents ? Quelle a été la nature de son alimentation ? Jusqu'à quel point son travail est-il stressant ? S'est-il accompli émotionnellement et spirituellement ? A-t-il une activité physique ?

L'idéal serait que l'on utilise pour le diagnostic et le traitement du cancer, dans un bon esprit de coopération, les techniques les mieux appropriées de la médecine moderne et des thérapies complémentaires, en incitant le patient à jouer un rôle actif dans le déroulement de son traitement et de sa guérison.*(9)* Ce type de traitement devrait permettre de tirer le meilleur avantage à la fois de l'avance technologique de la médecine moderne, et de la sagesse éprouvée des thérapies traditionnelles.

Les méthodes d'utilisation du germanium en Orient et en Occident donnent un exemple presque parfait de la dichotomie qui existe entre les deux traditions médicales. D'un côté, la Clinique Germanium du Dr Asai administre du germanium organique à ses patients cancéreux, tout en leur prescrivant une diète d'où sont absents tous les aliments entraînant la formation d'acides, et en leur prodiguant des conseils pour éviter le stress. A l'autre extrême, des cancérologues américains administrent du Spirogermanium par voie intraveineuse à leurs patients cancéreux *(116)*, qui ont déjà subi toutes les autres formes de traitement avant d'être admis aux essais cliniques du germanium.

Le chapitre 13 compare et évalue en détail la philosophie et la pratique de chacune de ces approches, ainsi que celles d'approches intermédiaires. Nous résumons ici les recherches scientifiques qui utilisent le germanium organique dans la catégorie des agents thérapeutiques pour le traitement du cancer.

RAPPORTS DE RECHERCHES SUR LE CANCER

Avant de pouvoir être utilisé à des fins thérapeutiques, un médicament doit satisfaire à toute une série de tests et d'essais cliniques. Si la substance démontre une activité anticancéreuse dans un certain nombre d'essais in vitro, elle est ensuite testée sur des animaux. Si ces études donnent des résultats prometteurs, les expériences et les essais sont effectués sur des patients atteints du cancer. Mais le germanium organique étant une substance naturelle et n'ayant virtuellement révélé aucune toxicité (voir le chapitre 11 à propos de son innocuité), il a été classé dans la catégorie des compléments alimentaires et non dans celle des médicaments, ce qui a considérablement accéléré l'établissement de la réalité de son action thérapeutique sur les maladies graves, dont le cancer. Ainsi, le traitement des patients cancéreux s'est effectué, pendant presque vingt ans, parallèlement aux recherches scientifiques sur les animaux, ce qui permet d'établir son action anticancéreuse sur la base d'une abondante documentation provenant tant des essais sur l'homme que des études menées en laboratoire. De nombreuses considérations découlent de cette question de «médicament ou nourriture ?» ; nous les aborderons au chapitre 12.

Le fait de rassembler les études scientifiques des trois composés de germanium organique, le Ge-132, le Sanumgerman et le Spirogermanium, effectuées in-vitro, sur les animaux et l'homme, met en évidence les propriétés anticancéreuses du germanium organique. Ces expériences sont à la fois très sérieuses et parfaitement reproductibles.

Etudes in-vitro

1. Le test de l'oignon utilise des cellules végétales dont la division est très active pour mesurer l'action anticancéreuse ou oncostatique d'une substance potentiellement anticancéreuse. La Sanumgerman, dans cette procédure, montra les caractéristiques d'un composé actif. *(35), (53), (61)*

2. Des tests portant sur diverses cultures de cellules

cancéreuses démontrèrent que le Spirogermanium inhibait la synthèse des protéines, de l'ADN et de l'ARN de ces cellules cancéreuses, à des taux de concentration très bas. *(87), (117)*

3. Une analyse plus poussée du mode d'action du germanium organique au niveau cellulaire et moléculaire, montra que les composés de germanium inhibaient la réplication virale (HSV-1) in vitro et bloquait la synthèse de l'ADN dans les cellules cancéreuses de l'hépatome 22A et de l'ovaire. *(38), (39), (67)*

Etudes sur l'animal

1. L'activité antitumorale du Sanumgerman sur certains types de cancer a été mise en évidence chez les souris. Dans une étude, le groupe de souris qui avait reçu le Sanumgerman développa 20% de tumeurs, contre 50% pour le groupe témoin. *(13)* D'autre part, des souris atteintes d'un carcinome du colon virent leur vie se prolonger après l'administration du Sanumgerman. *(60)* Dans d'autres études, le Sanumgerman permit d'obtenir des résultats positifs sur les cancers du colon, du poumon et sur des myélomes. *(59)*

2. Des études sur des rats ont démontré que le Spirogermanium augmentait de 500% la durée de vie des animaux atteints du carcinome de Walker. *(114)*

3. Le Ge-132 a montré une activité antitumorale significative dans un large spectre de tumeurs, *(52), (57), (70), (100)* et dont il a été clairement démontré qu'elle s'exerçait par l'intermédiaire de l'activation des mécanismes immunitaires, comprenant l'intervention des macrophages, des cellules tueuses naturelles, de l'interféron et des cellules suppressives T (voir chapitre 3).

Toutes ces études sur les composés de germanium organique et l'animal ont été réalisées par un grand nombre de groupes de recherches officiels du monde entier, en respectant les protocoles scientifiques généralement admis, comme ceux qu'impose, aux Etats-Unis, l'Institut National du Cancer. Les résultats ont été publiés dans des revues médicales de référence, attestant le fait que la méthodologie et les résultats d'analyse ont été soumis aux contrôles de la méthodologie scientifique. Bien que ce ne soit pas une garantie suffisante de l'efficacité d'une substance sur l'homme, ceci atteste que les composés de germanium organique ont une activité anticancéreuse sur des animaux de laboratoire, atteints d'une grande variété de cancers.

ESSAIS SUR L'HOMME

Essais cliniques

1. Des essais cliniques sur le cancer du poumon ont montré un effet statistiquement significatif du Ge-132 sur la prolongation de la vie, la régression de la tumeur et sur l'amélioration globale de la santé et des paramètres immunologiques. Une étude en double aveugle, au sujet du cancer inopérable du poumon fut entamée en 1980. *(70)* Les patients étaient répartis en catégories correspondant au type de cancer dont ils souffraient. Les traitements comprenaient soit une combinaison de chimiothérapie et de Ge-132, soit une combinaison de chimiothérapie et de placebo, et étaient administrés en double-aveugle, c'est-à-dire que ni le patient, ni le médecin n'étaient en mesure de savoir qui avait reçu le germanium ou le placebo. Les résultats intermédiaires

d'aujourd'hui révèlent une différence significative entre le placebo et le Ge-132, dans la mesure des réponses complètes et partielles au germanium.

2. Un document technique, publié par l'Institut Asai de la Recherche sur le Germanium, rassemble des données cliniques et scientifiques sur les propriétés pharmacologiques, immunologiques et toxicologiques du Ge-132. *(29)* La longue liste d'études, essais et investigations figurant dans l'appendice, atteste de l'intensité des recherches menées au Japon en vue «*d'évaluer précisément l'efficacité thérapeutique du Ge-132*».

3. Une étude clinique de l'efficacité du Sanumgerman sur la malignité ovarienne a été effectuée sur six femmes, âgées de 44 à 64 ans, qui avaient été opérées de tumeurs malignes des ovaires et de l'utérus. *(84)* L'état de santé de toutes ces patientes s'améliora notablement, et elles expérimentèrent un considérable recul de la douleur. Les remarquables propriétés analgésiques du germanium organique sont évoquées au chapitre 6. Dans la cavité abdominale ou pelvienne de cinq femmes sur six, aucun suintement ne se produisit ; on observa seulement un légère exsudation chez la sixième femme.

4. Un test clinique de phase I fut effectué sur 35 patients atteints de diverses formes de cancer, avec administration intraveineuse de Spirogermanium. *(87)*, *(88)* Ce test était destiné à définir un seuil de tolérance et à déterminer l'activité anticancéreuse. Plusieurs patients manifestèrent de légers effets secondaires passagers, tels que les vertiges, qui furent tous résolus en peu de temps, entre quelques minutes et quelques heures.

5. Un test de phase II portant sur des patients atteints de lymphogranulomatose (maladie de Hodgkin et autres lymphomes), mettait en jeu le Spirogermanium. Sur 17 patients, 5 (30%) ont démontré une réponse objective, dont deux réponses complètes. Aucune toxicité hématologique n'a été observée. *(87)*

Quelques cas cliniques

1. La réduction de la taille d'une tumeur de la rate s'acheva au bout de trois semaines d'administration orale de Sanumgerman à une femme de 62 ans, qui souffrait d'un syndrome myéloprolifératif. *(54)*

2. Un homme de 18 ans, atteint d'un cancer embryonnaire des testicules et d'une fibrose pulmonaire, subissant toutes sortes de régimes thérapeutiques, dont le Sanumgerman, recouvra sa santé sans aucune présence de métastases jusqu'à cette date (1985). *(84)*

3. Une femme de 55 ans, qui avait été opérée d'un carcinome du sygmoïde, développa des métastases dans l'estomac, le rein, le mésentère et le foie. A la suite d'une chimiothérapie cytostatique, elle fut traitée au Sanumgerman. Pendant tout le traitement, l'hémoglobine fut rigoureusement contrôlée par analyse spectrophotométrique. Après trois mois de traitement au Sanumgerman, on nota une diminution significative du développement erythrombique, ainsi qu'une amélioration considérable de la respiration cellulaire. Quatre ans après l'opération, il n'y avait plus aucune trace de métastases hépatiques, bien que la taille de la tumeur et du ganglion lymphatique ait légèrement augmenté. *(76)*

4. Un homme de 78 ans, atteint du cancer du colon

et de métastases hépatiques, fut opéré à deux reprises, en 1978 et 1979. les métastases hépatiques furent en fait découvertes en 1982, après quoi on lui prescrivit une thérapie biologique, une diète stricte et une thérapie au Sanumgerman. Au bout d'un an, toute trace de métastases avait disparu des examens cliniques. Trois ans plus tard les métastases n'avaient toujours pas réapparues. *(119)*

5. Un homme de 54 ans, affligé d'une tumeur cancéreuse de la taille d'un gros haricot au poumon droit, avait perdu son appétit et ses forces malgré la prise de médicaments anticancéreux. Au bout de cinq semaines de traitement dosé à 500 mg de Ge-132 par jour, les rayons X ne montraient plus aucune trace de cancer, la toux grasse avait disparu, et l'état de santé général de cet homme était redevenu tout à fait normal. *(2)*

Ces quelques cas, qui ne représentent qu'une faible partie des évidences «anecdotiques» accumulées, prouvent l'efficacité thérapeutique du germanium organique dans le traitement du cancer. Cependant, tous les patients soignés au germanium organique n'ont pas été guéris ; plusieurs tests cliniques effectués à partir d'injections intraveineuses de Spirogermanium ont fait apparaître un effet thérapeutique minimum. Comme nous le verrons au chapitre 13, ceci peut être dû en partie aux procédures d'administration et au choix des tests.

Toutefois une amélioration générale de la qualité de vie du patient apparaît presque invariablement, en particulier grâce à la capacité analgésique du germanium organique. Les cas "anecdotiques" ne sont pas considérés par les scientifiques comme des preuves suffisantes de l'efficacité d'une substance, parce qu'ils ne prouvent pas rigoureusement que le patient a été guéri par la substance en question. S'il pouvait se produire un rapprochement entre la science occidentale et la médecine naturelle, il devrait en résulter une meilleure reconnaissance de la méthodologie des tests cliniques. La médecine naturelle considère que le véritable médecin est l'individu lui-même qui, tout en suivant le traitement approprié, aide son corps à se réparer lui-même et à recouvrer la santé. Combiner la rigueur scientifique et une approche ***holistique*** devrait ouvrir plus largement la voie des progrès thérapeutiques à l'individu.

Holistique : *approche globale de la santé qui fait intervenir, à la fois, les composantes physiques, psychiques, spirituelles et provenant de l'environnement.*

8

LE GERMANIUM ET L'ARTHRITE

UNE ENIGME

Récemment, un programme télévisé de la série «Wider Horizons», de la BBC, présentait un documentaire remarquable sur la recherche de la cause, et ultérieurement de la guérison, de l'une des maladies les plus handicapantes : l'arthrite rhumatoïde. Cette émission reprenait les résultats d'analyses de squelettes découverts dans des fouilles archéologiques et tendait à prouver que cette forme d'arthrite était inconnue jusqu'à une époque moderne relativement proche de nous, ce qui implique, pour cette maladie, l'influence de certains facteurs propres à notre civilisation. Cette histoire nous entraîna à la recherche d'un agent viral ou bactérien, de facteurs psychologiques, alimentaires et provenant de l'environnement, ainsi que de gènes déréglés, le tout offrant une poignante démonstration de notre pitoyable incapacité à guérir définitivement les millions de personnes qui souffrent d'arthrite. L'excitation presque maladive, engendrée par la «cure miracle» à la cortisone, finit par céder la place au désespoir, à mesure que les redoutables effets secondaires des stéroïdes devenaient manifestes. Aujourd'hui, le traitement de l'arthrite est toujours aussi empirique, et les patients doivent continuer de composer, jour après jour, avec les effets douloureux de cette maladie.

Certaines formes d'arthrite sont l'expression de désordres «auto-immunitaires». La synovie, la membrane qui entoure l'articulation, subit une inflammation qui provoque l'apparition de cellules lymphoïdes, la dégénérescence de l'os, du cartilage, des ligaments et des tendons. Il se peut qu'un agent, peut-être le virus d'Epstein-Barr, soit à l'origine de l'inflammation articulaire, provoquant la production des anticorps. C'est ici que le facteur génétique intervient. La production d'un gène défectueux héréditaire modifie alors cet anticorps de telle manière qu'il est identifié par l'organisme comme un corps étranger. Le système immunitaire renforce donc aussitôt ses défenses contre ce facteur. La réponse immunitaire anormale déclenche les boursouflures et les inflammations douloureuses, spécifiques de l'arthrite. En raison des caractéristiques auto-immunitaires de l'arthrite rhumatoïde, les mesures immunodépressives parviennent généralement à soulager la douleur, au prix d'effets secondaires parfois violents. Il est intéressant de noter que les médecins ont maintes fois remarqué que l'arthrite avait tendance à diminuer chez les femmes enceintes, probablement en raison des facteurs immunodépressifs, dont le rôle est d'empêcher le corps de la femme de rejeter celui du foetus.

A partir des années 20, on a commencé à utiliser les métaux pour traiter l'arthrite rhumatoïde. Ces métaux comprennent l'or, le platine, et le ruthénium (entre autres). Le germanium organique a fait l'objet d'études cliniques sur l'animal et sur l'homme. En plus des résultats encourageants constatés, nous comprenons de mieux en mieux les mécanismes qui sont à l'origine de cette maladie. Ainsi, une fois encore, le progrès scientifique s'effectuant en synchronisation avec une utilisation naturelle des produits, nous permet d'entrevoir comment le germanium agit.

ETUDES SUR LES ANIMAUX

Le service immunologique des Laboratoires Smith Kline et French, dirigé par Michaël Di Martino, a mené des études cherchant à évaluer les propriétés anticancéreuses et antiarthritiques du Spirogermanium. *(21)* L'arthrite a été étudiée sur des rats mâles, chez qui l'arthrite était provoquée expérimentalement par la simple injection d'une bactérie (Mycobacterium butyricum) dans la patte postérieure gauche. La première lésion à apparaître fut une inflammation de la patte, consécutive à l'injection ; la seconde lésion, l'inflammation de l'autre patte, apparut 16 jours plus tard. Les résultats de l'expérience sont les suivants :

1. Le développement de la première lésion et de la seconde a été inhibé (dans des proportions respectives de 17% et de 27%) par l'administration orale de Spirogermanium.

2. Le Spirogermanium administré pendant une période de 27 jours a significativement réduit les lésions de la patte postérieure où l'inflammation avait été provoquée. Par la suite, les lésions de la patte postérieure qui avait subi l'injection se stabilisèrent pendant les 17 jours qui suivirent la prise du médicament. L'inflammation secondaire (non injectée) tendit au contraire à s'accroître durant cette même période.

3. Le Spirogermanium ramena les taux élevés d'IL-1 à des taux normaux. L'IL-1, présent dans le liquide synovial des patients atteints d'inflammation chronique, est produit par les macrophages activés et joue un rôle dans la régulation immunitaire et la stimulation des cellules synoviales pour produire des collagénases et des prostaglandines.

4. Le Spirogermanium peut déclencher ou renforcer l'activité des cellules suppressives in vivo, aussi bien chez les rats non arthritiques que chez les rats arthritiques. Ces cellules suppressives induites sont radiorésistantes. *(4)* L'activité défectueuse des cellules suppressives a été impliquée dans la pathogénèse des maladies auto-immunes telles que l'arthrite rhumatoïde.

Ces études font entrevoir des mécanismes permettant d'expliquer l'activité antiarthritique du germanium organique. Tout d'abord, le germanium organique peut agir sur l'arthrite par l'intermédiaire des fonctions de modulation des macrophages, qui jouent un rôle dans l'inflammation et l'immuno-régulation. L'inhibition des fonctions des macrophages pourrait modifier la présentation des antigènes aux cellules T4 (helpers), ce qui pourrait conduire à l'activation des cellules suppressives. Aussi l'inhibition de la production d'IL-1 dans l'articulation atteinte se traduirait-elle par la réduction de l'inflammation locale et de la destruction des tissus.

ESSAIS CLINIQUES

Dix-sept patients souffrant d'arthrite rhumatoïde furent traités soit au Ge-132 seul, soit au Ge-132 accompagné de faibles doses (moins de 5 mg par jour) de prednisone. *(1)* Les paramètres immunitaires étaient contrôlés, c'est-à-dire l'activité cellulaire des lymphocytes circulants, des lymphocytes B et T, des cellules tueuses naturelles (lymphocytes K), et la cytotoxicité transmise par les cellules dépendant des anticorps. Les résultats de cette étude furent les suivants :

1. Le soulagement clinique des douleurs articulaires et de l'ankylose matinale fut observé sur 14 des 17 patients.

2. Le traitement au Ge-132 normalisa les lymphocytes T réduits, la cytotoxicité induite par les cellules spécialisées, l'activité des lymphocytes K, ainsi que celle de l'interféron.

Les conclusions de cette étude furent que : «*le Ge-132 est utile en cas de ... maladies rhumatismales comme immuno-modulateur du traitement immunodépresseur*».

9

GERMANIUM ET MALADIES MENTALES

Chaque organisme humain représente un potentiel à la fois génétique, physique, spirituel et relationnel ; chaque individu est une expression unique de vie. La formidable explosion de connaissances, qui a eu lieu pendant ces dernières années dans les domaines de la psychologie, de la neurochimie, de la physiologie et de l'immunologie, a révélé ce que les sages ne cessaient de répéter depuis des millénaires, et que la physique moderne corrobore - à savoir que toutes les cellules, tous les systèmes, par leur nature même, sont interconnectés à la moindre parcelle de matière. Le fonctionnement organique, qui comprend notre état de santé physique et mental, est influencé intrinsèquement par nos pensées, nos émotions et un réseau complexe de transmetteurs chimiques de nos systèmes nerveux, endocrinien et immunitaire. En réalité, les mystiques, et maintenant les physiciens et les neurophysiologues, s'accordent à dire que le monde que nous percevons est illusion, que nous sommes en train de rêver, et que nous avons besoin, pour nous réveiller, d'un élargissement de notre conscience et de notre perception. Quand on voit que tant de composantes contribuent à la réalisation de nos actes, il devient très difficile de définir la maladie mentale.

Les comportements que nous adoptons, bien que paraissant parfois bizarres et autodestructeurs ou violents, peuvent souvent être envisagés du point de vue de la psychologie des archétypes. *(6)* Nous vivons dans l'illusion de ce que nous sommes, préférant reconnaître la «lumière», le bien, le fort, le beau, la tolérance. Nous méprisons, refoulons, nions - même face à l'évidence de l'expérience - «l'ombre», le mal, le faible, la colère, la jalousie, tous les «mauvais» éléments qui font aussi partie de la psyché humaine. Pour nous protéger de la souffrance ou des expériences traumatisantes, nous sommes à même de créer, par une sorte de réflexe défensif, un bouclier artificiel autour de nos sensations et de nos pulsions les plus noires. Nous sommes capables de nous montrer polis, bons et complaisants face à l'autorité, au lieu d'exprimer notre colère, notre ressentiment ou notre jalousie. Cependant, à chaque action correspond une réaction opposée ou, autrement dit, nous gardons en mémoire les traces de toutes les pensées, sensations, actions de notre expérience.

Parfois ces traces, ces souvenirs, sont imprimés dans le corps. Et nous sommes excédés par une simple raideur du cou, du dos ou du corps ; ou nous nous découvrons un ulcère à l'estomac à cause de notre anxiété, ou bien nous sommes victimes d'une crise cardiaque à cause du stress et de la compétition de tous les jours ; ou bien encore, nous développons un cancer à la suite d'un jugement interne nous déclarant indignes de vivre. Les médias fourmillent de ces histoires où des gens, devenus subitement fous à lier, se sont mis à tuer des innocents dans une crise de démence meurtrière. Si nous essayons d'être vraiment honnêtes avec nous-même et si nous nous demandons : «pourrais-je être capable de faire une telle chose ?», la réponse serait peut-être que, dans certaines conditions de stress extrême, il y a probablement une gâchette personnelle, capable de déclencher des phénomènes inimaginables. Pour s'en faire une idée, il suffit de regarder les atrocités dont notre civilisation est capable : les guerres bibliques, Ghengis Khan, Jules César, Napoléon, Staline, Hitler, le Vietnam, etc...

Souvent nous développons des formes de comportement inconscientes, rituelles, que nous ne pouvons contrôler : nous nous gavons et vomissons, nous devenons dépendants du tabac, de l'alcool, des autres, nous craignons de nous engager ou nous sombrons dans la dépression chronique, ou même nous habitons un monde imaginaire que nous nous sommes créé sur mesure. *(115)* Ces types de comportement que nous affichons avec plus ou moins d'intensité, sont certainement le reflet d'un état mental qui manque pour le moins d'équilibre, et les pas nécessaires à sa réparation entraîneront probablement des changements dans tous les aspects de notre vie - les aliments que nous prenons, notre conditionnement psychologique, le soin de notre corps, aussi bien que n'importe quel «traitement» prescrit par un praticien de santé.

La maladie mentale n'est pas, on le voit, un cas isolé provoqué par un seul facteur. C'est la manifestation de désordres de tout l'organisme qui peuvent être dus à de nombreuses causes, génétiques, biochimiques, alimentaires, psychologiques, etc... Par conséquent, les études de ces cas doivent être orientées dans différents domaines, et consacrées à la restauration de l'équilibre. Cependant, toutes les maladies «mentales» ne nécessitent pas d'avoir recours à des techniques ésotériques et complexes de soins «musclés». Durant les dernières décennies, des recherches pluridisciplinaires ont révélé des relations biochimiques et alimentaires avec divers désordres mentaux, notamment la dépression et la schizophrénie. *(80)*

Par exemple, des taux excessifs de cuivre dans le corps, provenant probablement du passage de l'eau dans les canalisations en cuivre ou autres casseroles du même métal, les pilules contraceptives, la déficience en vitamines C ou B_3, peuvent provoquer la paranoïa et des hallucinations. De nombreuses personnes dépressives ou schizophréniques, ayant une déficience sévère en zinc et en vitamine B_6, manifestent une multitude de symptômes, dont des maux de tête sidérants, l'abattement nerveux, l'hypersensibilité à la lumière du jour et les nausées. Les enfants autistiques répondent bien au traitement par le zinc et la vitamine B_6 ; les infections cutanées comme l'acné, l'eczéma et l'herpès peuvent s'en trouver également améliorées. Les allergies cérébrales, causes possibles de certains types de schizophrénie, répondent à la méthionine (un acide aminé), au calcium, au zinc, au manganèse, aux vitamines C et B6. (80) Les sautes d'humeur peuvent être provoquées par des allergies à des aliments communs comme le blé et à des déséquilibres du taux de sucre dans le sang, et être résolues par des moyens nutritionnels. Il est possible, selon toute vraisemblance, que de nombreuses formes de comportement destructeur et violent aient des origines alimentaires et biochimiques.

Le germanium organique a été utilisé avec succès dans le traitement de la psychose chronique, de la dépression et de l'épilepsie, ainsi que nous le montrent plusieurs cas étudiés au centre de recherches de la clinique Asai, reproduits ci-dessous. (2)

1. Une adolescente de 15 ans, que le diagnostic déclarait schizophrénique, devint autistique, se mit à douter de tout et à manquer l'école. Après un mois de traitement au germanium organique, ses douleurs menstruelles disparurent, l'expression de son visage s'éclaira et sa personnalité devint aimable. Elle retourna à l'école après un an d'absence.

2. A la suite d'une appendicectomie, une femme de 27 ans se mit à souffrir de psychose dépressive. Son regard était absent et ses yeux larmoyaient. En deux jours de prises quotidiennes de 80 mg de germanium organique, son regard avait retrouvé sa vivacité. Deux jours plus tard, son teint était redevenu normal, et elle n'avait pratiquement plus aucune difficulté d'élocution. Dix jours après, elle passait son examen universitaire annuel. Au bout de 25 jours, le traitement fut interrompu. Sept ans plus tard, on ne notait aucune récurrence des symptômes.

3. Un homme de 38 ans subissait une deuxième attaque de psychose dépressive. Son regard restait vide, et il ne parlait pas ; on lui avait fait prendre du Trofanil. On lui administra alors 100 mg de germanium organique deux fois par jour. Au bout d'une semaine, ses yeux apparurent un peu plus vifs, bien qu'il demeurait en état de léthargie. Il diminua de moitié la dose de Trofanil. Deux semaines plus tard, son regard était redevenu normal, et après un mois supplémentaire de traitement, il put retourner travailler. Il continua de prendre du germanium organique pendant à peu près un an. Aucune réapparition des symptômes n'a pu être observée pendant les trois années qui ont suivi.

4. Une femme de 58 ans était victime de crises répétées de psychose dépressive tous les six mois. Les crises qui avait duré trois mois au début, avaient tendance à s'étendre et à empirer jusqu'à la tentative de suicide. Deux ou trois jours après qu'elle eut commencé à prendre 10 mg de germanium organique deux fois par jour, son insomnie persistante s'atténua, et les symptômes de psychose dépressive disparurent. Elle continua à prendre du germanium organique pendant trois ans. Après huit années (au moment où j'écris), on n'a plus observé aucun symptôme.

5. Cette femme de 69 ans connaissait, depuis trente années consécutives, des crises de psychose dépressive qui correspondaient saisonnièrement aux périodes de temps froid. Elle commença d'absorber 70 mg de germanium organique deux fois par jour. Après trois ans sans symptôme, elle interrompit le traitement au germanium organique. A la suite d'une opération de la cataracte, ses premiers symptômes réapparurent, et

elle se remit au germanium organique environ cinq mois plus tard. Son état s'améliora rapidement, elle retrouva le sommeil et vit aujourd'hui en bonne santé.

Les bases psychologiques et biochimiques permettant d'expliquer comment le germanium organique agit pour effectuer ces améliorations sur ces divers maux n'ont pas été rigoureusement établies. Cependant, un examen attentif de ses propriétés permet de concevoir un fondement raisonnable à cette remarquable efficacité du germanium organique sur les maladies «mentales».

1. Tout d'abord, et peut-être avant toute autre chose, il y a l'effet suroxygénant du germanium organique (voir le chapitre 4). L'oxygène est absolument vital, et les cellules cérébrales privées d'oxygène pendant seulement trois minutes meurent. L'effet d'accroissement de l'alimentation du cerveau en oxygène est probablement, en soi, un grand facteur des effets thérapeutiques du germanium organique sur les désordres «mentaux».

2. Le germanium organique est aussi un puissant anti-oxydant (voir le chapitre 4) capable de neutraliser les radicaux libres, tout en aidant à prévenir les dommages que la peroxydation occasionne aux membranes lipidiques, et ayant un pouvoir détoxicant sur le sang. Cet effet de purification générale, lié à l'élimination des toxines, joue certainement un rôle dans la réparation des désordres «mentaux».

3. L'aptitude du germanium organique à capturer et évacuer les métaux lourds (voir le chapitre 5), tels que le mercure et le cadmium qui sont connus pour leurs redoutables effets neurologiques, fournit une autre explication de l'effet salutaire de cet élément-trace sur les

maladies mentales.

4. Un autre facteur probablement fondamental est le renforcement, par le germanium organique, de notre système immunitaire (voir le chapitre 3). Le système immunitaire, comme nous l'avons vu, est un réseau complexe d'organes et d'hormones répartis dans tout le corps. Le renforcement des fonctions immunitaires - interféron, cellules tueuses naturelles, macrophages et cellules suppressives T - aurait une grande influence sur quantité d'autres substances biochimiques et neurochimiques, qui pourraient être alors orientées positivement et naturellement, puisque ce sont les propres mécanismes immunitaires du corps qui se trouvent stimulés.

Ces propriétés thérapeutiques du germanium organique, qui semble agir à un niveau fondamental comme une sorte de «coup de fouet à la vie», ont été utilement employées dans le traitement des maladies auto-immunes qui manifestent aussi une symptomatologie psychiatrique, tels que le lupus érythèmateux, et probablement le Sida. L'amélioration des fonctions hormonales et immunitaires devrait certainement avoir un effet positif sur le comportement et l'état de santé de l'individu.

Il reste beaucoup à apprendre au sujet du métabolisme du germanium organique, de sa biochimie, et bien sûr de sa présence essentielle dans l'organisme. Des recherches nutritionnelles détaillées sur les relations -spécifiques et combinées à d'autres nutriments-du germanium organique avec les maladies «mentales» pourraient même révéler de nouveaux effets thérapeutiques.

10

AUTRES APPLICATIONS THERAPEUTIQUES

LE GERMANIUM PEUT-IL «GUERIR» N'IMPORTE QUELLE MALADIE ?

La littérature clinique rapporte des cas où le germanium organique a été utilisé avec succès dans le traitement d'un large éventail de maladies et de malaises. Cette littérature provient de la Clinique Asai du Germanium au Japon, de cliniciens européens, de chercheurs et de cliniciens des Etats-Unis.

Selon la tradition scientifique et médicale, les études de cas ne sont considérées qu'en tant qu'évidence anecdotique de l'efficacité d'une substance, en raison de l'absence d'étude contrôlée, et partant de l'inaptitude à affirmer rigoureusement que la substance en question est bien responsable de l'amélioration de l'état du patient. Bien que les études contrôlées en double aveugle soient d'une valeur inestimable et indispensables à la détermination de la valeur thérapeutique d'une substance, il paraît aberrant d'ignorer l'information obtenue à partir de l'étude des cas, qui sert souvent de fondement à des recherches plus poussées dans un domaine particulier.

En raison du caractère relativement récent de la découverte des propriétés thérapeutiques du germanium organique, et de l'impulsion importante donnée à la recherche de ses effets anticancéreux, l'information concernant la plupart de ses autres propriétés thérapeutiques est restée confinée dans les études des laboratoires de recherche et des cas cliniques, qui en constituent l'évidence fondamentale. Cependant, à ce jour, des essais cliniques contrôlés portant sur de nombreux types de maladies sont effectués au Japon et permettront, espérons-le, de compléter la documentation sur les effets du germanium organique sur d'autres problèmes de santé.

Si nous considérons son action à un niveau fondamental dans l'organisme, permettant de restaurer l'***homéostasie*** par une variété d'effets réparateurs de santé -oxygénation, modulation immunitaire, évacuation des radicaux libres-, il n'est pas surprenant de constater que cet élément est capable d'exercer un effet d'une grande puissance sur une telle quantité de cas graves. Ce

Homéostasie *: maintien à leur valeur normale des différentes constantes physiologiques.*

chapitre illustre l'efficacité du germanium dans le traitement d'une variété de cas qui n'ont pas encore été abordés dans ce livre.

LE CANDIDA ALBICANS

Les composés du germanium organique, en particulier les acétates trialkylgermanium, ont démontré dans les études une activité antifongique et antimicrobienne significative. *(94)* Les bactéries qui furent inhibées par le germanium organique comprennent le Streptococcus lactis et Mycobactérium phlei.

A un taux de concentration extrêmement bas (100 mcg/ml), le germanium organique inhiba la croissance de toutes sortes de champignons, dont Candida albicans, la levure proliférante qui est à l'origine du «muguet». Les infections par les levures pathogènes se déclenchent souvent après les traitements aux antibiotiques, à cause de la rupture de l'équilibre de la flore microbienne dans l'organisme, et elles affectent souvent les patients atteints du Sida. L'usage du germanium organique non-toxique en tant qu'agent antifongique pourrait représenter une alternative thérapeutique prometteuse aux médicaments tels que la nystatine, qui ne sont pas toujours efficaces.

A la base de cette activité antimicrobienne et antifongique se trouvent apparemment les propriétés oxygénantes du germanium organique. Les levures se développent dans les environnements pauvres en oxygène (anaérobies) et sont tuées par l'oxygène. Le germanium organique augmente le taux métabolique de l'oxygène qui décourage la croissance des champignons pathogènes tels que Candida.

LA MALARIA

La malaria, une maladie provoquée par différentes souches du protozoaire Plasmodium et véhiculée par le moustique Anophèle, a infesté de vastes régions du globe, dont l'Afrique, l'Amérique du sud et le continent asiatique. Les symptômes de la malaria sont les suées, la fièvre et le délire, qui correspondent aux périodes de régénération des parasites dans le sang de la victime. Pendant les années cinquante, l'emploi massif, sur les terres infestées par les moustiques, de DDT et d'autres insecticides a permis de croire que la malaria avait été éradiquée. Cependant, le développement de souches résistant à ces produits chimiques la ramena dans ces parties du monde. Le développement d'un vaccin s'est avéré plutôt compliqué, à cause de la stratégie victorieuse utilisée par le parasite pour échapper au système immunitaire. Le médicament traditionnel employé contre la malaria est la chloroquine ; malheureusement le parasite est devenu résistant à ce produit chimique.

Mrema et son équipe *(73)* ont étudié l'activité antimalarienne du Spirogermanium. Un extrait de cette étude est reproduit ici :

> Le Spirogermanium a révélé une activité in vitro significative contre les souches chloroquinorésistantes (FCB, FTA, FVO) et sensibles (FSL, FUI, FH) du Plasmodium falciparum. L'inhibition de la croissance et de la maturation des parasites après 36 heures d'exposition au Spirogermanium commencèrent à des concentrations échelonnées entre 2,48

et 9,9 mcg/ml. Ces concentrations seraient bien dans l'échelle des niveaux plasmatiques de Spirogermanium rencontrés dans les études cliniques effectuées sur ce médicament. Etant donné que sa toxicité clinique est exceptionnellement faible, comparée à celles des autres médicaments anticancéreux, nos résultats sur son activité in vitro contre Plasmodium falciparum indiquent que le Spirogermanium est un médicament antimalarien d'une structure totalement nouvelle, actif sur les souches résistantes.

Les droits d'exploitation du Spirogermanium sont la propriété d'une compagnie basée au New Jersey, la Unimed, qui poursuit ses recherches sur le Spirogermanium en différents domaines, dont la médecine tropicale. Aucun autre rapport ne semble avoir été publié au sujet des effets thérapeutiques du germanium organique sur la malaria depuis l'étude rapportée cidessus. Devant l'impact dévastateur, mondial, de la malaria, la mise au point d'un médicament antimalarien efficace et non-toxique est sans aucun doute un domaine qui mérite des études et des recherches approfondies.

L'OSTEOPOROSE

L'ostéoporose, effondrement de la masse osseuse totale, se traduit par une fragilité des os et une augmentation des risques de fracture. L'os est composé essentiellement de collagène, de calcium et de phosphate, et est en état dynamique de résorption et formation permanentes. La masse osseuse est intimement liée aux taux sanguins des hormones estradiol, testostérone et cholécalciférol active (auparavant nommée vitamine D3 et inversement proportionnelle aux taux d'hormones parathyroïdiennes [PTH]).

Une étude de 12 mois sur des patients atteints d'ostéoporose fut effectuée à Tokyo, au moyen d'une analyse minérale de l'os. *(70)* La masse osseuse diminua dans le groupe de patients témoin, tandis que dans le groupe de patients auxquels avaient été administrés 1.500 mg de Ge-132 par jour, la masse osseuse augmenta de manière très significative après un à trois mois de traitement au Ge-132. Selon les chercheurs, le Ge-132 empêcherait la diminution de la masse osseuse due au vieillissement. Le taux habituel d'hormones parathyroïdiennes dans le sérum est élevé chez les patients atteints d'ostéoporose ; mais le Ge-132 l'a réduit de manière significative. Les chercheurs en ont donc conclu que l'effet thérapeutique du germanium organique, qui empêche la diminution de la masse osseuse, serait provoqué par la diminution du taux des PTH.

Cette étude démontre que le germanium organique a un effet à la fois thérapeutique et préventif sur l'ostéoporose, ce qui peut être d'une valeur inestimable pour toutes les personnes âgées qui souffrent de cette maladie.

MALADIES CARDIAQUES ET ANGINE DE POITRINE

Les cas suivants sont extraits du livre du Dr Asai. *(2)*

1. Un homme de 66 ans souffrait de sclérose cardiaque, accompagnée de douleurs à la poitrine, de ***brady-***

cardie. Après administration de Ge-132, le patient fut délivré de ses douleurs à la poitrine et, tout en éprouvant encore quelques difficultés à marcher, se révéla capable de gravir une côte sans se reposer fréquemment.

2. Dans un cas d'angine de poitrine, où les dilatateurs coronariens étaient inopérants, le germanium organique soulagea la douleur en quelques jours, et réduisit la fréquence des attaques de deux à trois par jour à pratiquement aucune. Les attaques reprirent après l'arrêt de l'administration de germanium organique.

3. Un homme de 45 ans souffrait d'une crise aiguë et douloureuse à la poitrine, qui s'avéra être un cas d'infarctus du myocarde. On lui administra une forte dose de germanium organique ; la douleur persista pendant quelques minutes et l'homme s'endormit. La prise d'électro-cardiogrammes pendant une période de trois jours montra une amélioration étonnante au bout du troisième. L'homme recouvra la santé et redevint capable de travailler normalement.

PROBLEMES CARDIO-VASCULAIRES
MALADIE DE RAYNAUD

La maladie de Raynaud est une maladie de la circulation sanguine, qui provoque la gangrène dans les membres, rendant parfois nécessaire l'amputation. Plusieurs cas de traitement réussis au Ge-132 sont rap-

***Bradychardie** : ralentissement des battements cardiaques.*

portés par la Clinique du Dr Asai, décrivant comment, après l'administration du germanium organique, la gangrène s'est trouvée notablement réduite, et comment la couleur rosée est revenue, indiquant une bonne circulation du sang. *(2)*

LES MALADIES DES YEUX

Le germanium organique a été employé avec succès pour traiter certaines maladies des yeux, dont le glaucome, la cataracte, le décollement de la rétine, l'inflammation de la rétine et du nerf optique. Il est indiqué dans le livre du Dr Asai que «*le germanium rajeunit les vaisseaux rétiniens, et se montre par conséquent efficace dans le traitement du glaucome et de l'**amaurose*** ». *(2)* Ce domaine s'avère prometteur pour une étude rigoureuse.

EPILEPSIE

On rapporte des succès sur l'épilepsie des enfants aussi bien avec le Ge-132 qu'avec le Sanumgerman. Dans le cas d'un garçon de 16 ans qui prenait du Sanumgerman, il y eut un début d'amélioration impressionnant : pendant dix jours, il n'eut aucune convulsion. Puis, au bout d'une quinzaine de jours, une convulsion survint. Progressivement, les convulsions devinrent aussi fréquentes qu'avant le traitement. L'augmentation des doses permit d'obtenir une certaine améliora-

***Amaurose** : cécité totale sans altération des milieux de l'oeil.*

tion mais le succès initial ne fut jamais reproduit. *(42)*

En raison des difficultés inhérentes à l'épilepsie, et de la redoutable toxicité des médicaments disponibles, voici certainement un terrain d'investigation qui mérite attention.

LES AFFECTIONS HIVERNALES

Les propriétés antivirales et surimmunisantes du germanium organique permettent de supposer qu'il pourrait avoir des effets préventifs et thérapeutiques sur les affections hivernales.

LES AUTRES MALADIES

Les maladies qui se sont montrées réceptives au traitement par le germanium organique comprennent la gastrite chronique, la grippe, la maladie de Parkinson, la sclérose cérébrale, les brûlures et la sclérose en plaques.

11

INNOCUITE DES COMPOSES DE GERMANIUM ORGANIQUE

UN RECORD

Avant de pouvoir être considérée comme un médicament et commercialisée, une substance doit subir une longue et complexe série de tests obligatoires. Ceci comprend les tests d'efficacité sur l'animal, des études toxicologiques précises sur l'animal, des études tératogéniques sur l'animal, des tests sur des humains volontaires, puis un ensemble d'essais cliniques sur l'homme. Ces obligations, outre le fait de donner au public l'assurance de l'innocuité du produit, sont en grande partie responsables de la lenteur et du coût du développement de tout nouveau produit.

Tous les composés de germanium organique dont il

est question ici - le Sanumgerman, le Ge-132 et le Spirogermanium - ont été soumis à des tests rigoureux, dont les étapes mentionnées ci-dessus, ont démontré qu'ils étaient virtuellement non-toxiques, exception faite du Spirogermanium qui a engendré des effets secondaires passagers d'ordre nerveux. A l'heure actuelle, le Spirogermanium est développé en tant que médicament, tandis que le Sanumgerman et le Ge-132 sont disponibles comme compléments alimentaires. Ceci peut changer à l'avenir ; il se peut que le germanium organique devienne prescriptible, à hautes doses, comme un médicament.

Le germanium organique a aussi un historique inhabituel, mais pas tout à fait unique, en ce sens que son créateur, le Dr Asai, a testé sur lui-même le premier produit synthétisé et, ayant guéri son arthrite, a distribué le produit à d'autres personnes avec le même succès thérapeutique. Ensuite, de multiples tests furent effectués et confirmèrent la certitude empirique et intuitive de son innocuité. Le fait que le germanium organique soit une substance naturelle et puisse être considéré comme un complément alimentaire a rendu possible cette approche et a probablement accéléré la recherche et les découvertes médicales qui s'ensuivirent. S'il avait été considéré initialement comme un nouveau médicament, il aurait probablement fallu le soumettre pendant des années à des tests sur les animaux avant d'envisager de l'essayer sur l'homme.

LE TRAJET DANS L'ORGANISME

Les composés du germanium organique sont rapidement absorbés et éliminés par le corps sans subir de modification métabolique. Le trajet suivi à travers le corps a été analysé dans diverses études. *(58), (70)* Portant sur les différents composés, elles ont donné essentiellement les mêmes résultats par rapport aux ratios d'absorption, de distribution et d'élimination somatiques (concernant le corps). Les indications suivantes concernent les données de tous les composés.

Moins d'une heure après la prise, 50% des composés sont dans le tractus gastro-intestinal ; au bout de douze heures, il n'en reste plus que 5%. Le germanium organique est résorbé par la veine porte. Une heure après l'administration, 50% sont dans la veine porte ; après huit heures cette proportion atteint 85%, et au bout de douze heures, elle est pratiquement totale. Les taux dans le plasma atteignent leur maximum deux heures après la prise, et en huit heures la quantité de germanium est réduite de 80% par rapport à ce maximum.

Administré par voie orale, le germanium organique a montré qu'il était absorbé à raison de 30%, qu'il était distribué équitablement à travers le corps, et qu'il ne laissait pratiquement aucune concentration résiduelle après douze heures. Il est évacué avec l'urine en vingt-quatre heures, sans modification métabolique. La distribution du germanium à tous les organes le rend omniprésent ; il ne connaît aucun organe-cible spécifique, et aucune différence du schéma de distribution n'est apparue en fonction du sexe.

De plus, il est éliminé à un rythme très rapide et linéaire, qui se situe aux alentours de 8% de la dose par heure, pendant les huit premières heures. il est complètement éliminé au bout de trois jours, principalement par les reins (85%). Le germanium est soluble dans les fluides intersticiels et n'a pas de liaison protéique. Le germanium ne s'accumule dans aucun organe (voir ci-après) ; aucune trace n'apparaît chez les animaux une semaine après l'arrêt du traitement.

ETUDES TOXICOLOGIQUES SUR L'ANIMAL

Les études de toxicologie animale mesurent les doses et les effets d'une substance administrée, et déterminent les niveaux auxquels les dommages, et même la mort, apparaissent. Le Sanumgerman et le Ge-132 ont fait la preuve de leur totale innocuité quand ils étaient administrés par voie orale à des souris et à des rats, à des doses respectives allant jusqu'à 3,4 g/kg et 10 g/kg. *(2), (85)* Ce sont d'énormes quantités, et elles n'ont produit aucun effet anormal détectable.

Des études de toxicité chronique ont été effectuées sur des rats au cours de six mois de prise de Ge-132 et de Sanumgerman, *(2),(85)* les animaux recevant des doses variables du composé du germanium organique. A la fin de l'étude, une grande quantité de paramètres a été mesurée afin de savoir si l'administration pendant une période prolongée avait engendré des anormalités. Ces paramètres concernaient l'état général, l'apparence, le comportement, l'activité motrice, l'appétit, le poids corporel, des analyses biochimiques du sérum sanguin, de l'hémoglobine, des globules rouges, des leucocytes, des plaquettes, le poids des organes internes, l'aspect macroscopique et microscopique des organes internes, la respiration, la pression sanguine, le tonus intestinal et la ***contractilité***. Des études totalement indépendantes, menées aux quatre coins du monde, sur ces deux composés de germanium organique, n'ont révélé aucune anormalité dans aucun des paramètres.

ETUDES TOXICOLOGIQUES SUR L'HOMME

Au cours d'essais cliniques humains, tant sur des volontaires en bonne santé que sur les patients qui ont participé à toutes les études présentées dans ce livre, on a évalué la toxicité de chaque composé particulier de germanium organique. *(69)* Les qualités les plus remarquables du germanium organique, comparé à tant de médicaments hautement toxiques, sont certainement son innocuité virtuelle et son aptitude à être toléré. Même le Spirogermanium, qui semble avoir principalement engendré des symptômes neurologiques, a montré qu'il était bien toléré. Il est toutefois difficile de comparer le Spirogermanium au Ge-132 et au Sanumgerman, car il a été généralement administré aux patients par voie intraveineuse.

Parmi l'énorme quantité de cas et d'essais cliniques étudiés, il est très peu fait état de développements symptomatiques résultant d'une administration orale de germanium. Pris par voie orale, il est absolument sans danger.

Contractilité : *propriété vitale que possèdent certaines cellules, et surtout la fibre musculaire, de réduire une ou plusieurs de leurs dimensions en effectuant un travail actif.*

ETUDES MUTAGENIQUES ET TERATOGENIQUES

Les études mutagéniques d'un composé évaluent son aptitude à engendrer des mutations de l'ADN d'un organisme. Dans des études contrôlées par la méthode d'Ames, il a été démontré que le Sanumgerman n'était pas un agent mutagène. *(30)* Les études tératogéniques évaluent les dommages causés au développement du foetus par l'administration d'une substance à des femmes enceintes. La recherche tératogénique du Ge-132 a été effectuée sur les souris, les rats et les lapins ; celle du Sanumgerman (une formule plus ancienne) sur les rats. On n'a noté, au sujet de ces deux composés, aucune anormalité chez les femelles enceintes. A certaines doses d'utilisation de ces deux composés, on a remarqué quelques différences dans le poids foetal et dans les ratios d'absorption par les foetus ; et certaines anormalités de la formation du squelette ont été observées. *(2), (22)* Des malformations du squelette sont également apparues dans le groupe de contrôle.

Il est difficile de faire une extrapolation correcte de l'animal à l'homme. Dans les études tératogéniques, les doses administrées aux animaux sont souvent largement supérieures à celles qu'un humain accepterait d'absorber. Cependant, en dépit des assertions du Dr Asai sur les bienfaits de la prise de germanium organique en cours de grossesse, la démonstration de l'activité tératogène, même la plus infime, sur les animaux, doit inciter à la prudence quand il s'agit de prendre n'importe quelle substance en cours de grossesse.

TOXICITE DES COMPOSES DE GERMANIUM ORGANIQUE CONTAMINES

Il n'y a qu'un seul rapport mentionnant le cas d'une femme décédée des suites d'une défaillance rénale, après avoir pris un composé de germanium au-delà de la période prescrite. *(74)* Cette femme avait pris chaque jour 600 mg d'un composé de germanium pendant plus de 18 mois, comme s'il s'était agi d'un élixir. Après sa mort, l'analyse du composé révéla une haute teneur en dioxyde de germanium (GeO_2) et une légère présence d'un composé de germanium organique. L'autopsie révéla de grosses anormalités cellulaires dans les tissus du rein et une accumulation exagérée de germanium dans plusieurs organes. Il n'était pas possible de déterminer si le composé de germanium avait provoqué la défaillance rénale, ou si la défaillance rénale était à l'origine de l'accumulation de germanium, étant donné que le germanium est principalement éliminé par les reins.

A la lecture de l'ancienne littérature toxicologique, qui s'étend des années vingt aux années cinquante et qui fait état de recherches sur la toxicité de germanium généralement non-organique *(41), (83), (89), (90), (113),* on s'aperçoit que, proprement dosé et administré en doses subléthales (non mortelles), le germanium non-organique n'est pas toujours nocif ; cependant, dans certains cas, l'administration de germanium non-organique entraîna un état de choc et la mort des animaux. La femme japonaise, mentionnée ci-dessus, avait pris un composé de germanium principalement non-organique, qui l'a brusquement rendue malade au point d'en mourir. Bien que ce soit le seul cas jamais rapporté d'une accumulation de germanium, il ne doit pas être nécessairement considéré comme une simple coïncidence ; on ne doit jamais oublier que les formes non-organiques de germanium peuvent être toxiques à haute dose.

AUCUN DANGER

Les tests rigoureux décrits ci-dessus démontrent qu'il n'y a aucun danger à prendre du germanium organique, même à très fortes doses. Les doses supérieures à 10 g/kg de poids corporel n'ont aucun effet nocif sur les rats. La dose de 1 g par jour, administrée aux patients cancéreux, est considérée comme une très forte dose thérapeutique, ce qui est évidemment très loin des doses administrées aux rats.

La plupart des substances les plus communes que nous ingérons, dont l'aspirine, et même quelques compléments tel que le sélénium, ont des propriétés toxiques. On prétend que si l'on faisait subir les tests actuels, extrêmement rigoureux, à nos plus anciens médicaments, aucun ne réussirait à obtenir son label d'innocuité. A la lumière de ce qui vient d'être exposé, exception faite des précautions nécessaires en cas de grossesse, le germanium organique, même pris à très fortes doses, est absolument sans danger.

12

INFORMATION AU CONSOMMATEUR

POURQUOI CE LONG SILENCE ?

Nombreux sont ceux qui, étrangers à la recherche médicale et nutritionniste, n'ont peut-être jamais entendu parler du germanium auparavant, sauf peut-être comme d'un matériau entrant dans la composition des transistors. Je n'avais pas entendu évoquer les effets thérapeutiques de cet élément-trace jusqu'à ce que je me plonge dans la littérature publiée à ce sujet pendant les dix dernières années. J'ai été déconcertée par le fait que l'information concernant cette substance n'ait pas été plus largement diffusée avant aujourd'hui. La combinaison des facteurs que voici en est probablement responsable :

1. Les chercheurs des diverses cliniques, compagnies et laboratoires ont été trop occupés, dans leurs recherches à mettre au point leurs produits ou à tester leurs substances. La plupart de ces recherches a eu lieu au Japon, où le germanium organique a été mieux connu du grand public. Les résultats de ces recherches ont pourtant été publiés dans les ouvrages scientifiques, qui font partie du domaine public.

2. Ceux qui s'adonnent à des recherches privées les maintiennent, pour des raisons de propriété industrielle, à un très haut degré de confidentialité.

3. Il faut généralement un certain temps avant que l'information contenue dans les publications scientifiques soit «traduite» en vue de paraître dans les média grand public. C'est tout simplement le problème du temps nécessaire à l'accumulation de l'information jusqu'à la «masse critique», qui permet de rassembler les morceaux épars de la recherche individuelle.

On a commencé à rassembler les «pièces» du puzzle germanium lors de la Première Conférence Internationale sur le Germanium, organisée par le Sanum-Kehlbeck, et qui s'est tenue à Hanovre, RFA, en octobre 1984. Cette conférence regroupait des chercheurs du Japon, de l'Europe et des Etats-Unis en vue d'évoquer les divers aspects du germanium organique. Depuis lors, le Germanium Research Department de l'International Institute of Symbiotic Studies a vu le jour au Royaume Uni, et les nutritionnistes d'Amérique du Nord ont fondé le Germanium Institute of North America (GINA) afin de répandre l'information et de promouvoir les recherches au sujet du germanium organique. *(47), (49)*

Cette coopération internationale de scientifiques, de cliniciens, de nutritionnistes dans le domaine de la recherche sur le germanium organique a produit une synergie pour la poursuite des recherches médicales et la dissémination de l'information dans le public au sujet de ses effets régénérateurs. *(31-33), (45), (48), (66)*

LE GERMANIUM DANS LA NOURRITURE

En 1967, Schroeder et Balassa publièrent un article *(91)* qui mettait en évidence l'ubiquité biologique du germanium. Ils examinèrent toutes les formes de matériel biologique provenant des fruits de mer et des poissons (huîtres, palourdes, crevettes, saumon, thon, etc...), de la viande (porc, poulet, boeuf, agneau), des produits laitiers, des céréales (seigle, blé, riz, avoine), des légumes (haricots, carottes, brocoli, choux-fleur, tomates, etc...), des fruits secs, des boissons (thé, café, cacao), des huiles, et même de la nourriture pour chats et des cigarettes (y compris turques et canadiennes !). Les résultats montrèrent que le germanium était présent en très petites quantités dans la plupart des aliments. Seuls, les palourdes, le thon en boîte, les haricots cuits (avec un maximum de 4,67 ppm) et le jus de tomates du Pays de Galles en contiennent plus de 2 ppm. Les ingestions de germanium variaient en fonction de l'alimentation, le régime ovo-lacto-végétarien et la diète hyperprotéinée en contenant respectivement 3,2 et 0,866 mg.

Des analyses plus récentes, utilisant une technologie plus sophistiquée, ont tout simplement révélé la présence de petites quantités de germanium dans les plantes utilisées par la médecine chinoise. *(68)* Cet article, écrit par Mino et son équipe, a eu un immense retentissement dans le monde du germanium. Ces chercheurs ont utilisé le spectrographe à absorption atomique (SAA) sans flamme en combinaison avec l'extraction par solvant, qui est une technique beaucoup plus sensible que celle utilisée par Asai ou par Schroeder. Certaines des plantes médicinales étudiées par eux ont été titrées à l'aide de ce procédé.

> Les taux de concentration du germanium dans les plantes médicinales, par exemple la racine de ginseng, sélectionnées sur la base du rapport du Dr Asai, furent inférieurs à 6 ppb (parties par milliard) dans tous les cas. Les résultats obtenus indiquent que les plantes médicinales contiennent en général de petites quantité de germanium, et suggèrent qu'il n'y a aucune corrélation entre les effets pharmacologiques des plantes médicinales et leur teneur en germanium... Les valeurs analytiques obtenues dans cette expérience furent bien inférieures à celles du rapport du Dr Asai, et même à celles qui figurent dans le rapport de Schroeder. La méthode utilisée par Asai n'était pas claire. Les mesures de Schroeder étaient...ce qu'elles peuvent être en utilisant le phénylfluorone comme révélateur. Cette colorimétrie (dont la limite de détection est de 0,5 ppm) a une sensibilité tellement faible que les valeurs obtenues entre 0,1 et 1,0 ppm doivent être considérées comme peu dignes de confiance. Ce qui signifie que les teneurs en germanium des autres matériaux biologiques devraient être réexaminées au moyen du procédé actuel de la SAA sans flamme.

Des rumeurs concernant les fortes teneurs en germanium de certaines plantes et de certaines herbes, dont l'ail et le ginseng, ont commencé d'être colportées dans les publications. *(8)* Les premiers résultats obtenus par Asai ont été démentis par des méthodes plus sensibles, et il faudrait veiller à ne pas répandre d'idées fausses dans les ouvrages et les magazines de vulgarisation scientifique. Et il serait bon d'appliquer l'idée de réévaluer la teneur en germanium des matériaux biologiques, à la lumière du rapport reproduit ci-dessus. En aucun cas ces valeurs incertaines, même celles recueillies par Asai, ne peuvent être considérées comme des doses thérapeutiques, ce qu'il a lui-même reconnu. *(2)*

UN MINERAL ESSENTIEL ?

Le taux quotidien d'ingestion humaine de germanium, à l'échelle des milligrammes, n'est pas une quantité minuscule. Il n'en demeure pas moins que la nécessité du germanium, en tant que minéral, pour le métabolisme du corps humain reste encore à établir ; ainsi on ne peut affirmer avec certitude que des désordres, s'il en existe, puissent provenir d'un manque de germanium. D'autre part, il reste une inconnue considérable au sujet du rôle métabolique du germanium dans le corps. *(110)*

Il n'y a pas encore si longtemps, nous ignorions encore tout du rôle essentiel des vitamines, des minéraux et des oligo-éléments, de l'ADN - la substance fondamentale des gènes - de la traduction de l'information génétique en protéines, de l'existence des particules élémentaires telles que les quarks, les gluons, les mésons, etc... Reconnaître son ignorance est souvent le premier pas fondamental vers la mise au point d'une méthode intelligente permettant de trouver la réponse à une question.

La recherche, telle que celle dont il est question ici au sujet de la modulation du complexe enzymatique glutathion par le germanium organique, est un premier élément tangible de réponse à cette question, ainsi que le serait la recherche évaluant les incidences pathologiques d'une insuffisance en germanium chez les humains et les animaux.

Un domaine tout entier s'ouvre à la recherche sur les effets thérapeutiques potentiels du germanium organique sur le bétail. L'enrichissement de la nourriture du bétail avec des oligo-éléments comme le sélénium a permis de soulager de nombreux maux. Des recherches sur l'abondance du germanium dans les sols pourraient fournir des éléments très utiles à l'information de la recherche médicale.

Les ressources naturelles en germanium

Ainsi que nous venons de le voir, le germanium est un élément-trace omniprésent, et apparaît dans presque tous les produits alimentaires en infime quantité, de l'ordre du ppm (millionième) ou du ppb (milliardième). Ce qui signifie que si l'on voulait assimiler suffisamment de germanium pour obtenir un effet thérapeutique, on serait obligé de consommer d'énormes quantités de nourriture. Même problème pour l'extraction du germanium. Constatant cette évidence, le Dr Asai décida de mettre au point une forme synthétique de germanium organique, tâche qu'il mena à bien en une vingtaine d'années, jusqu'en 1967, date de son succès. Ainsi, en vue d'obtenir des doses thérapeutiques ou de complément alimentaire, il est nécessaire d'avoir recours à un complément synthétique de germanium organique.

COMPLEMENT ALIMENTAIRE OU MEDICAMENT

Le germanium organique est virtuellement non-toxique et est actuellement commercialisé en Europe, au Royaume Uni et aux Etats-Unis sous forme de complément alimentaire. Les propriétés thérapeutiques du germanium organique pourraient conduire à le classer plus tard dans la catégorie des médicaments, en fonction de facteurs complexes et de la réglementation des compléments alimentaires, de la demande thérapeutique, et des profits envisagés par les fabricants de germanium organique. Si cela devait se produire, il est bien évident que le germanium organique serait commercialisé avec plus de profit sous forme de médicament, tout en n'étant plus confiné dans le marché moins lucratif des compléments alimentaires. Ceci bénéficierait en définitive aux fabricants de germanium organique ; cependant, les consommateurs ne seraient plus autorisés à l'acquérir en toute liberté, alors que son innocuité et ses vertus thérapeutiques sont établies.

Grâce à une meilleure propagation de l'information sur son utilisation, la pression exercée par les consommateurs et les praticiens sur les autorités pourrait peut-être éviter sa classification restrictive dans la catégorie des médicaments. Ce qui n'empêcherait pas, évidemment, les praticiens de le prescrire sur leurs ordonnances.

LICENCES ET DEPOTS DE MARQUES

L'organisation Asai n'autorise aucune exportation de Ge-132. C'est pourquoi le Ge-132 utilisé en dehors de la Clinique Asai du Germanium provient d'autres laboratoires. Il existe au Japon trois licences de fabrication du Ge-132 ; elles ont toutes expiré au Japon. Il reste cependant une extension américaine de la licence de fabrication du Ge-132, qui est aussi la marque déposée du germanium sesquioxyde du Dr Asai. Les deux producteurs de germanium organique au Royaume Uni sont les firmes Global Marketing et Inpa AG. Les désignations commerciales *Ge Oxy-132* et *Germanooxyd* sont toutes deux des marques déposées. Le Sanumgerman et les composés de formules similaires sont protégés par une licence internationale.

UN COUT ELEVE ?

La première réaction de l'acheteur du germanium organique pourrait être de reculer devant le prix. ***Les prix*** s'échelonnent entre un peu moins de 4 francs la capsule légèrement dosée et beaucoup plus de 12

Les prix : *les tarifs cités sont ceux pratiqués en Grande Bretagne. En France, le Bio-Germanium ou le Ger-Oxy 132 coûtent à peu près 100 Frs, prix public pour un flacon de 60 comprimés. Le dosage est cependant très différent (voir plus loin).*

francs la capsule fortement dosée. Cette fourchette de prix est due à la difficulté de comparer divers produits contenant des quantités variées de germanium élémentaire. Toutefois, bien que le germanium organique coûte plus cher que la plupart des vitamines et des minéraux, il est moins cher que bien des médicaments.

Extraire le germanium de la terre est une opération très coûteuse. Il est extrait, sous forme de concentré de germanium, de la fusion de minerais sulfureux tels que le cuivre, le plomb et le zinc, qui enrichit sa concentration de 10 à 50 ppm. Au cours des étapes successives, telles que le raffinage alcalin, il se trouve enrichi à 500 ppm. Plusieurs autres procédés sont nécessaires à l'obtention des matières premières servant à sa synthèse. Ceci explique son prix de base élevé. Ensuite, le germanium doit être synthétisé dans sa forme organique, ce qui met en jeu un matériel complexe et coûteux ainsi qu'un grand nombre d'étapes. Les procédés terminaux de purification, indispensables pour obtenir un produit du plus haut degré de qualité, sont aussi très coûteux. Dans le cas du Ge-132, si la teneur en éléments est proche de 40% au lieu des 42% préconisés, le prix est réduit du tiers, mais on est en présence d'une contamination significative par d'autres matériaux. D'autres frais, et non des moindres, viennent se surajouter ; il s'agit des dépenses de recherche, au demeurant fort substantielles, nécessaires à l'évaluation de la toxicité et de l'activité thérapeutique du produit. A l'heure actuelle, comparés à la plupart des autres compléments alimentaires, tous les composés de germanium organique disponibles sont très chers. Cependant, au vu de ses effets thérapeutiques, on peut considérer que ce prix n'est pas rédhibitoire, étant donné sa qualité exempte de tout reproche.

QUALITE DES COMPLEMENTS ALIMENTAIRES AU GERMANIUM ORGANIQUE

Voici une remarque très importante. Les deux types de germanium organique de haute qualité, actuellement disponibles, sont le Ge-132 et le Sanumgerman. Le germanium non-organique, tel que le germanium dioxyde, peut être toxique. Tester la pureté d'échantillons de germanium organique est une opération coûteuse et complexe. On utilise les techniques suivantes :

1. La spectrographie RMN (Résonance magnétique nucléaire).

2. Spectrographie IR (Infra-rouge). La combinaison de ces deux techniques donne une «empreinte moléculaire» de la molécule.

3. Analyse élémentaire des éléments simples.

4. Teneur en germanium par SAA (Spectrographie par absorption atomique) ; analyses de la diffraction et de la dispersion des rayons X.

5. Analyse des traces par SAA et ICP (Inductive coupled plasma emission) pour déterminer le taux de contamination métallique.

6. Analyses chimiques humides.

7. Le titrage, réservé au cas du Ge-132, évalue la quantité de groupes carboxyl acides présente dans la molécule échantillon, et la compare à la valeur théorique préconisée.

En plus de ces analyses, des tests complémentaires

sont effectués sur le Sanumgerman :

1. Rotation optique du composé en solution.

2. Détermination enzymatique de la teneur en citrates et en lactates.

Des tests, effectués par un laboratoire d'analyses indépendant sur plusieurs produits au germanium organique disponibles sur le marché nord américain, ont révélé des divergences significatives entre la teneur préconisée en germanium élémentaire et la teneur indiquée par les analyses (résultats communiqués à l'auteur). Les différences vont de 25% en moins à 19,6% en trop, par rapport à la quantité de Ge-132 qui devrait être présente. Théoriquement, ces divergences peuvent s'expliquer de la manière suivante :

1. Les gelules n'ont pas été remplies avec la quantité de Ge-132 préconisée.

2. Le composé de Ge-132 utilisé ne contenait pas les 42,8% de germanium élémentaire préconisés ; les deux teneurs extrêmes révélées par les tests étaient respectivement de 32% et de 51,2%.

Les méthodologies précises mises en oeuvre pour tester avec exactitude la pureté des échantillons de germanium organique devraient faire l'objet, de la part des experts de l'industrie, d'une mise au point, d'une standardisation et d'une surveillance actives, en vue d'obtenir une véritable coopération internationale dans le domaine vital du contrôle de qualité. Il appartient à tous les fabricants, distributeurs et cliniciens d'établir et d'agréer un standard international de contrôle et de garantie de qualité pour les échantillons de germanium organique.

LES CENTRES DE RECHERCHE EN GERMANIUM ORGANIQUE

Japon

En 1978, une organisation de dimension nationale, composée de nombreuses institutions scientifiques et médicales, a été inaugurée au Japon afin *«d'approfondir la recherche sur le Ge-132 dans ses aspects fondamentaux et médicaux»* (Mizushima). *(70)* Les Japonais conduisent actuellement trois essais cliniques aléatoires en double aveugle au sujet de l'efficacité du germanium organique sur le cancer du poumon, sur le cancer gastro-intestinal, et sur les vésicules prurigineuses engendrées par le virus de l'herpès. Des débats ont eu lieu également sur la recherche des effets du germanium organique sur le Sida au Japon.

La Clinique Asai du Germanium est située au Murata Building 5F, 6-4-14 Seijo Setagaya-ku, Tokyo 157.

Europe

Cliniques, universités et centres de recherches, de l'Europe de l'Est à l'Europe de l'Ouest se livrent depuis une dizaine d'années à des recherches et à des tests cliniques sur le Sanumgerman, en collaboration avec Sanum-Kehlbeck, Postfach 332, 2812 Hoya, RFA. La compagnie chargée de distribuer les produits au germanium organique de la firme Sanum-Kehlbeck s'appelle Inpa-AG ; la société représentant le Sanumgerman et le Ge-132 au Royaume Uni est le Symbiogenesis Ltd., BCM Box 22, London WC1 3XX.

Le Dr Gunter Paez, médecin généraliste et homéopathe, est un habitué de la recherche sur le germanium organique en Europe. *(76)* On peut le contacter par l'intermédiaire de la firme Sanum-Kehlbeck.

Le Dr Eugen Zoubek, Pares del Peru, 138A Elvira Los Lumbres, Marbella, Malaga, Espagne, médecin et homéopathe, travaille à la publication d'un livre relatant ses expériences approfondies de l'utilisation du Sanumgerman sur 95 patients cancéreux, et montrant plus de 70% de réussite.

Royaume Uni

Le Département de la Recherche sur le Germanium, de l'International Institute of Symbiotic Studies (Monica Bryant, Director, 5 Fairlight Place, Brighton, Sussex, BN2 3AH, Angleterre), fait actuellement une mise au point concernant la compilation et la divulgation de l'information, le contrôle de qualité, l'éducation et la recherche au sujet de l'utilisation du germanium organique dans le traitement de diverses maladies, dont le Sida. *(33)*

Jan de Vries, naturopathe, installé Southwood Road, Troon, Ayrshire, Ecosse, a rencontré le Dr Asai en 1975 et utilisé, depuis cette date, le germanium organique à des fins thérapeutiques dans l'exercice de sa profession.

France

Malgré un congrès de médecine naturelle, tenu à Aix en Provence en 1974, dans lequel le Dr Asai intervint pour rendre compte de ses travaux, le germanium n'y est pratiquement pas connu. Il semble que la communication du Dr Asai ait paru trop merveilleuse pour

être prise au sérieux. Seul (ou presque) Serge Jurasunas, naturopathe d'origine française installé au Portugal, s'enthousiasma pour cette substance qu'il utilise depuis auprès de ses patients. Par ailleurs, le germanium n'étant pas disponible sur le marché des compléments alimentaires, il était difficile aux médecins ou praticiens de santé de le conseiller à leurs patients.

Cette lacune est aujourd'hui réparée, du moins en partie. Depuis quelques mois, un produit est distribué sous le nom de «*Bio-germanium*», dans le réseau des magasins de diététique, et de «*Ger-Oxy 132*», dans les pharmacies. Ce produit est très différent de ceux qui sont proposés en Allemagne ou en Grande Bretagne. Il s'agit, en effet, d'une levure (Saccharomyces) cultivée sur un milieu riche en germanium organique. Le dosage de chaque comprimé est assez faible, environ 20 mcg. On sait, cependant, que l'association d'un minéral avec une levure permet une bien meilleure assimilation de celui-ci par l'organisme, c'est le cas, notamment, pour le sélénium, le chrome, le zinc ou le fer, qui ont fait leurs preuves dans cette association. S'agissant d'un complément alimentaire nouveau, il n'est pas encore possible de faire état de résultats obtenus dans une quelconque thérapeutique.

(Note de l'Editeur)

Amérique du nord

Plusieurs groupes de cancérologie et le groupe d'immunologie de Smith Klein et French ont effectué des essais cliniques sur le composé de germanium organique Spirogermanium. Les droits pour le Spirogermanium sont la propriété de la Unimed Inc., Lucien

Joubert, Medical Director, 35 Colombia Road, Somerville NJ, Etats-Unis.

Le Germanium Institute of North America (Gina), Parris Kidd,Director, P.O. Box 8207, Berkely, California, Etats-Unis, a un bureau consultatif de haut niveau, composé d'individus représentant un large éventail d'experts qui viennent de la recherche, des cliniques, et des médecines orthodoxe et parallèle. *(47)*

Le Dr Stephen Levine, nutritionniste et allergologue, Director, Allergy Research Group, P.O. Box 489, San Leandro, California, Etats-Unis, a une expérience clinique du germanium organique. *(62), (63)*

INFORMATION CONSOMMATEUR

Le consommateur devrait être averti de la compétition commerciale qui se joue pour la production du germanium organique, de sorte qu'il puisse éviter les produits inférieurs et réclamer un certificat de qualité supérieure pour tout germanium organique qu'il désire acquérir.

Avant d'acheter le germanium, assurez-vous du fait qu'il s'agit bien d'une forme organique de germanium, et non pas d'une forme non-organique. Vérifiez attentivement s'il est de qualité supérieure. Demandez à voir les spécifications analytiques attestant de sa pureté. N'achetez qu'auprès de commerçants honnêtes et recommandables.

13

DIETETIQUE ET GERMANIUM ORGANIQUE

A LA CLINIQUE ASAI

Le Dr Asai considérait que trois éléments vitaux facilitent beaucoup la guérison :

a) l'individu doit être fermement convaincu qu'il va aller mieux ;

b) l'alimentaion doit être très surveillée, de manière à maintenir l'équilibre acide/alcalin ;

c) une très grande attention, comprenant des mesures positives pour réduire le stress, doit être accordée à la recherche d'un apport d'oxygène, crucial pour le métabolisme des cellules saines.

Une alimentation bien équilibrée

Selon le système diététique oriental, qui classifie les aliments en fonction de leurs qualités acidifiantes ou alcalinisantes, un régime dit «de guérison» est une alimentation qui maintient le pH des fluides corporels dans un état légèrement alcalin, c'est-à-dire affichant un pH de 7,2 à 7,4.

Pour ceux qui sont familiarisés avec d'autres types de régimes diététiques, qui peuvent donner des conseils apparemment contradictoires, il est préférable de savoir qu'il ne faut pas mélanger différents types de guérison. Chaque tradition de guérison agit à l'intérieur de son propre système de référence, et tant qu'on reste fidèle à un système particulier on a une chance d'obtenir des résultats positifs. La classification orientale des aliments en fonction de leur acidité ou de leur alcalinité s'accorde difficilement avec le rationalisme des notions biochimiques occidentales de nutrition. Ceci est un exemple classique de la dichotomie qui existe entre les visions du monde naturel (holistique) et réductionniste. Sans tenir compte d'une adhésion personnelle à ce système, les régimes de guérison orientaux, tel que le régime macrobiotique, ont été parmi les plus efficaces, même contre les maladies «définitives» telles que le cancer et, plus récemment, le Sida.

Les aliments acidifiants tendent à acidifier le sang, tandis que les aliments alcalinisants font exactement l'inverse. Afin de maintenir un pH légèrement alcalin, on évitera les aliments très acidifiants, ainsi que l'ingestion excessive de graisses animales et de protéines. En général, toute alimentation devrait être organisée autour d'aliments végétaux naturels et complets, tels que les céréales, les légumes, les fruits, etc..., avec une recherche aiguë de l'équilibre. La table suivante est tirée du livre d'Annemarie Colbin, The Book of Whole Meals. *(14)*

Aliments acidifiants

Sucre / miel
Huile
Noix (et fruits secs oléagineux)
Farine blanche
Poisson
Volaille
Oeufs
Viande
Lait
Beurre
Fromage

Aliments alcalinisants

Fruits
Pommes de terre
Légumes crus
Légumes cuits
Algues
Kuzu
Haricots frais
Sel de mer
Sel de table
Shoyu
Miso

Alimentation en oxygène / réduction du stress

Comme nous l'avons vu au chapitre 4, l'oxygène n'est pas une substance à considérer à la légère. Une carence en oxygène peut avoir des conséquences toxiques lointaines ; la guérison est grandement facilitée par les pratiques réoxygénantes. A la Clinique Asai du Germanium, une tentative est faite de mettre en équilibre le mode de vie global de l'individu, de manière à optimiser ses aptitudes naturelles de guérison, lesquelles sont également renforcées par le germanium organique.

Le stress, l'anxiété, la peur, peuvent entraîner pour le corps une carence en oxygène. Les pratiques qui mettent en jeu la relaxation peuvent créer une sensation de douce chaleur, une harmonie, une bouffée d'espérance positive, une sensation de plénitude et de contentement, qui encouragent grandement à guérir. Par conséquent, la pratique du yoga, de la méditation, de la marche, de la respiration contrôlée, ou de toute autre activité relaxante, devrait accompagner tout programme thérapeutique.

Le germanium organique

Les doses prescrites par les médecins de la Clinique Asai du Germanium varient en fonction des individus. En cas de maladie grave telle que le cancer, ils prescrivent souvent de fortes doses de germanium organique, soit de 500 mg à 1 g par jour. Ces doses peuvent être sous forme de liquide et/ou de poudre.

La Clinique Asai du Germanium n'exporte pas de germanium organique. Pour recevoir le traitement du Ge-132 de la Clinique Asai, il est nécessaire de s'y prendre en personne. L'extrait suivant est tiré d'une lettre envoyée par la Clinique Asai au sujet du traitement au Ge-132 :

Le docteur chargé du dossier établira le diagnostic de l'état de santé actuel du patient et examinera, en détail, toutes les maladies antérieures, les complications et les états de santé associés. L'âge du patient, sa taille, son poids et son alimentation, son assimilation, l'élimination des urines et des selles, et la qualité de son sommeil, etc... sont également examinés. Et si nécessaire, des échantillons de son urine et de son sang sont prélevés à fins d'analyses hémato-sérologiques et autres examens. En fonction des résultats obtenus, on détermine alors la dose quotidienne et le nombre de doses de Ge-132 considérées comme étant les plus efficaces pour chaque patient.

De cette manière, l'administration du Ge-132 peut être confiée aux patients eux-mêmes avec les instructions médicales nécessaires au bon déroulement du traitement. Si le patient n'est pas examiné en détail, aucune dose quotidienne ni aucun nombre de doses ne peuvent être déterminés, et aucune efficacité ne peut être attendue de la part du traitement. Cent patients affligés de la même maladie ont dû recevoir des doses quotidiennes de Ge-132 radicalement différentes, en fonction des conditions mentionnées ci-dessus.

LES REGIMES CLINIQUES EUROPEENS

Tous les praticiens sont différents, et chacun est en mesure de privilégier une pratique thérapeutique. Toutefois, en examinant les cas rapportés par les praticiens de plusieurs pays européens, plusieurs points communs ressortent de l'application au patient du traitement par le germanium.

Les praticiens européens qui prescrivent le germanium organique utilisent aussi toutes sortes de thérapies relevant des médecines parallèles, dont l'oxygéno/ozono-thérapie, la vitamino-thérapie, la minéralothérapie, et les thérapies naturelles, les thérapies diététiques, l'acupuncture et l'homéopathie. Les patients représentent un grand éventail de cas, depuis ceux atteints d'un cancer diagnostiqué comme étant en «phase terminale» -et qui ont déjà subi une ou plusieurs opérations et peut-être d'autres traitements anticancéreux- jusqu'aux personnes âgées affligées d'une arthrite ou de toute autre maladie débilitante.

Dans la plupart des rapports médicaux que j'ai pu étudier, le praticien a généralement ajouté le germanium organique au programme des autres thérapies prescrites, et a donc rendu très difficile la comparaison des doses de germanium prescrites, ainsi que l'attribution des effets thérapeutiques observés au seul germanium organique. Cependant, les praticiens qui avaient une expérience approfondie du germanium organique ont prescrit des doses quotidiennes de 200 à 1.200 mg, en fonction de l'individu. En raison de la variété des traitements mis en oeuvre, il a été très difficile, dans de nombreux cas, de faire ressortir avec rigueur les effets du germanium organique.

LES ESSAIS CLINIQUES AMERICAINS DU SPIROGERMANIUM

Plusieurs groupes de cancérologie d'Amérique du Nord ont appliqué les tests cliniques de phase I et II au Spirogermanium sur des patients souffrant de divers cancers. Tandis que, in vitro, les études animales et les données de phase I du Spirogermanium sont comparables à celles du Ge-132 et à celles du Sanumgerman, il est intéressant de noter que, dans la plupart des tests, le Spirogermanium a fréquemment eu des effets limités sur l'évolution des cancers. *(8), (11), (12), (19), (20), (24-26), (46), (56), (81), (93), (106), (108)*

Alors qu'on pourrait prétendre raisonnablement que ces tests cliniques furent véritablement plus scientifiques et rigoureux que l'expérience clinique du Japon, représentant des situations cliniques «réelles» et «impartiales», il y a plusieurs facteurs qui méritent d'être relevés à propos des méthodes de tests cliniques employées par la médecine occidentale en général, et en particulier dans le cas des tests au Spirogermanium. Elles peuvent, en effet, contribuer à donner des résultats apparemment «inactifs» du médicament.

Les critères d'admission du patient

De nombreux patients participant aux essais du Spirogermanium ont été «lourdement prétraités». Ce qui signifie que ces individus ont déjà reçu d'autres formes de traitement de leur cancer, dont probablement la chirurgie, la chimiothérapie et la radiothérapie, et qu'ils n'ont pas réussi à répondre à ces autres traitements. Vu les effets hautement cytotoxiques de certains d'entre eux, et les effets souvent dévastateurs, sur le système immunitaire, de la chimiothérapie et du traitement aux rayons, il est à peine surprenant que le Spirogermanium n'ait pas permis d'obtenir une réponse positive.

Le Spirogermanium a été administré par voie intraveineuse aux malades hospitalisés. Voilà un contraste saisissant avec le régime japonais où l'individu est responsable de son traitement au germanium et y prend une part active. La procédure occidentale des essais cliniques installe le patient dans un rôle passif, pratiquement un rôle de figurant, dont le jeu consiste à recevoir encore un nouveau traitement pour son cancer. Quand un individu croit réellement qu'il ira mieux en jouant un rôle actif dans le processus de sa guérison, les études doivent être consacrées à aider la personne à mettre en ordre les puissantes forces de guérison de son esprit. Les tests cliniques occidentaux qui servent à délivrer un critère d'admission à l'individu après que tous les autres traitements ont échoué, suffisent à peine à faire naître l'espoir quant aux résultats de ce traitement particulier. Le modèle de traitement préconisé en Occident transforme l'individu en une sorte de spectateur passif du traitement de sa propre maladie. Dans ces conditions, les objectifs de l'enquête scientifique peuvent être atteints, mais au prix d'une vie humaine. L'objectif suprême de tout traitement et de toute étude doit être la vie et la santé de l'individu, non pas la démonstration de l'efficacité de tel ou tel traitement. Il peut être utile de sacrifier un peu «d'objectivité» si cela permet de sauver des vies ; à moins que tout ceci soit en contradiction avec les voeux les plus sacrés du serment d'Hippocrate.

14

ASPECTS ESOTERIQUES ET SPECULATIFS DU GERMANIUM ORGANIQUE

AU DELA DU MENTAL : LES ROYAUMES SPIRITUELS

Les traditions ésotériques occidentales et orientales nous enseignent que nous sommes, en tant qu'entités conscientes, bien plus qu'un simple esprit. En fait, l'une des illusions fondamentales imprimée dans nos cerveaux est l'idée selon laquelle la réalité physique est la seule. Ce que l'on appelle les «états altérés de conscience», ou les états transcendantaux, nous mettent en relation avec d'autres dimensions que celles que nous pouvons apprécier par le seul raisonnement logique.

Ces types d'expériences ne sont ni aussi rares, ni aussi étranges qu'on s'accorde à le penser. Nous avons pratiquement tous ressenti, au moins une fois dans notre vie, une émotion quasi-extatique devant la fureur terrifiante d'un orage, le silence d'un merveilleux coucher de soleil, la puissance grondante d'un fleuve en crue ; nous avons également connu l'exaltation de la vitesse, en skiant ou en courant, et ces moments de relaxation intense où nous semblons nous «fondre» dans un grand tout, où le temps s'arrête. Ces «expériences extrêmes» nous sont communes. Ce que nous n'avons peut-être pas compris, c'est que cette expérience de la réalité est probablement plus «vraie» que notre lot quotidien de peurs, d'épreuves, de tribulations, qui nous maintient dans un cycle sans fin d'une gymnastique mentale de régurgitation.

Le regain d'intérêt pour les phénomènes difficiles à expliquer par la logique ordinaire a incité maintes personnes à s'adonner activement à la méditation et aux pratiques spirituelles qui régulent et rendent accessibles ces qualités que nous qualifions de psychiques, intuitives, féminines ; ces parties de notre être qui peuvent prédire un désastre à de nombreux kilomètres de distance, sentir la brise, s'émerveiller d'un coucher de soleil, et avoir l'intuition de ce qui se passe chez quelqu'un d'autre.Prêter attention, pour les développer, à l'intuition, au spirituel, ne signifie pas forcément réfuter la science ou la logique. Au contraire, tous ces aspects de la conscience s'additionnent pour former ce que nous pouvons appeler «notre champ de conscience élargi».

Lorsque les physiciens contemporains se sont trouvés confrontés à un *paradigme* qui ne s'accordait pas aux dogmes en vigueur, ils furent contraints de déclarer leur ignorance ; ce qui se manifestait ne pouvait pas être selon les normes admises de la physique. Ceci les a conduit à adopter une position analogue à celle des philosophes et des mystiques du passé : savoir que la plupart des façons dont nous appréhendons la réalité n'est qu'illusion. La majeure partie de la science occidentale est fondée sur les hypothèses d'un observateur objectif ; on a démontré que ces hypothèses étaient fausses. Il n'existe pas d'observateur objectif, isolé de tout. Chaque particule, chaque action, chaque personne ou chose, est interconnectée au reste de l'univers. Ceci a conduit au développement d'un «paradigme holistique», une manière de considérer les choses dans leur globalité, gardant à l'esprit que le tout n'est pas simplement la somme de ses éléments.

Les visionnaires qui ont élargi les mondes de la vision et de la science ne nous ont pas quittés, et nous bénéficions de l'héritage de leur aptitude à voir par delà l'évidence, à «imaginer» les phénomènes qui ne peuvent pas être expliqués. En leur temps, Copernic et Galilée furent mis à l'index pour avoir avancé que la

Paradigme : *modèle, exemple. Canevas général dans lequel s'inscrit un raisonnement. Toute nouvelle observation doit pouvoir être comprise dans le cadre d'un modèle établi et, donc, s'inscrire dans une théorie qui constitue ce paradigme. La médecine holistique et, plus généralement, les conceptions du "Nouvel Age" acceptent que de nouvelles observations ne cadrent pas avec les théories admises. Par là même, ils ouvrent la porte au développement d'un nouveau paradigme.*

Terre n'était pas le centre de l'univers. Léonard de Vinci eut la vision d'une machine volante des siècles avant que cette merveille ne devint réalité. Kebule von Stradanitz eut, en rêve, la révélation de ce qui est devenu la théorie de la résonance en chimie. Même la découverte de la pénicilline peut être partiellement attribuée à l'intuition d'Alexander Flemming qui l'empêcha de jeter la ***boîte de Petri*** dans laquelle se développait la moisissure blanche. Presque toutes les grandes découvertes furent certainement jugées impossibles au moment où elles furent énoncées par leurs «inventeurs». Cela reflète précisément la capacité limitée de notre ***cerveau gauche*** à aller au delà de ce qui est connu, vers l'inconnu. La science, dans son essence même, est un grand saut dans l'exploration de l'inconnu. La véritable science de l'expansion, laquelle utilise toutes nos facultés, est, à l'instar de la magie et de l'alchimie, la poursuite du Grand Oeuvre et de la Création.

UN DEFI A LA SIMPLE LOGIQUE

Le germanium organique apparaît être capable d'effets thérapeutiques dans presque toutes les maladies imaginables. Cela rend, en soit, cette substance éminemment suspecte à notre esprit sceptique ; c'est

Boîte de Petri : *boite formée de deux disques en verre pouvant s'adapter l'un à l'autre. Elle est utilisée pour étudier le développement de certains micro-organismes, en milieu stérile.*
Cerveau gauche : *hémisphère gauche de la masse cérébrale, affecté au raisonnement logique ; le "cerveau droit" étant plutôt le siège des émotions et de l'intuition.*

trop beau pour être vrai, et cela nous incite à le considérer comme une nouvelle «panacée» illusoire, en dépit (dans ce cas précis) des évidences rigoureusement scientifiques qui mettent en lumière ses principales propriétés. C'est pourquoi nous avons mesuré, et pouvons vérifier, ses effets renforçant l' immunité, sa capacité à enrichir l'organisme en oxygène, sa possibilité de piéger les radicaux libres et son action analgésique. C'est très bien ! Mais que se passe-t-il si nous allons au delà des concepts mesurables et entreprenons une spéculation concernant des propriétés autres que physiques de cet élément germanium qui peuvent nous aider à comprendre ses qualités de «quasi-élixir» ? Il n'est pas nécessaire d'être un adepte de l'ésotérisme pour se lancer dans cette spéculation, il suffit d'oublier un peu son scepticisme.En réalité, nous ne savons pas, au sujet du germanium, tout ce qu'il y a à connaître. La spéculation peut nous aider à approcher la vérité et à découvrir quelques autres de ses secrets.

UN ELIXIR ?

Le Dr Asai eut l'intuition originelle et conçut l'idée de ses propriétés thérapeutiques. Aussi travailla-t-il pendant des dizaines d'années pour parvenir à l'actuelle synthèse de la forme organique du germanium. Voici ce qu'il en dit :

> *Ma rencontre avec le germanium commença, sans aucun doute, par un coup de chance, mais je ne peux m'empêcher d'y entrevoir le travail de quelque chose d'inéluctable et de supranormal... Lorsque que je revois mes soixante dix ans d'existence, il me semble*

apercevoir la trame logique de l'ordre donné par une source extérieure, transcendant ma propre volonté, lequel a dirigé mes recherches incessantes vers ce composé fascinant... C'est une substance incompréhensible en dehors de réflexions découlant du haut niveau de méditation d'un esprit aiguisé... Quand je contemple le simple cristal de germanium, avec son chatoiement gris-argent, je ressens l'impression de voir ma vie entière cristallisée dans cette substance ; j'ai également la sensation, dans la paume de ma main, d'une matière que j'ai essayé de décrire comme étant la fontaine de vie qui emplit l'univers. (2)

La notion d'élixir est aussi vieille que l'homme lui-même. C'est la quête obstinée de la pierre philosophale, de la transmutation des métaux simples en or, de la substance qui, une fois bue, apporte jeunesse et vie éternelles. Existe-t-il quelqu'élément qui justifie cette quête, ou cela n'est-il que contes de fées ? La formule alchimique de la pierre philosophale est un secret bien gardé, réservé à quelques initiés admis à la connaissance ; malgré cela, quelques principes, parvenus jusqu'à nous au travers des âges, nous offrent un utile point de départ pour un essai de réflexion sur les potentialités d'élixir du germanium organique.

L'un des critères qualifiant un élixir est qu'il provient de la terre, qu'il est un minéral, et plus encore un métal. C'est tout à fait le cas du germanium. De même celui qui indique qu'il doit être soumis au «feu purificateur» pendant sa transmutation. Le germanium est extrait pendant la fusion des minerais de zinc et de cuivre. Dans la même veine, il est indiqué qu'un des états intermédiaires est une substance cristalline blanche, soluble dans l'eau. N'étant pas un alchimiste confirmé, je ne peux prétendre avec une grande autorité que le germanium est un élixir ; je relève ces qualités qui présentent une étrange ressemblance avec les mystères de l'antique alchimie, et, ainsi, peuvent laisser entrevoir les ultimes potentialités de cet élément.

UN CRISTAL

Les cristaux emmagasinent des énergies qui peuvent être canalisées utilement pour la vision intérieure et la guérison. Les propriétés guérissantes des cristaux sont de mieux en mieux connues, et nombreux sont ceux qui apprennent à les accorder et à les utiliser pour la guérison individuelle et planétaire. Ces propriétés sont envisagées comme dérivant des champs énergétiques lesquels sont issus de l'activité énergétique des électrons.*(7)* Dans sa forme solide, le germanium est un cristal, et, bien sûr, l'une de ses propriétés fondamentales se trouve dans sa nature de semi-conducteur et sa capacité à donner et prendre aisément des électrons. Plusieurs des propriétés thérapeutiques du germanium organique doivent être la conséquence de ses qualités électroniques intrinsèques.

LES CHAMPS D'ENERGIE

En essayant de comprendre rationnellement comment une substance peut atténuer les symptômes d'une grande variété de maladies, je me suis trouvée, à chaque fois, face à la question de savoir comment elle pouvait modifier le potentiel électrique, le champ énergétique d'un individu. En médecine chinoise, le Chi, ou Ki, représente l'énergie vitale. Lorsqu'une personne est malade, son énergie est «bloquée», et les traitements, telle l'acupuncture, peuvent «débloquer» et réajuster cette énergie, la rééquilibrer, pour que la guérison s'accomplisse.

Serait-il possible que le germanium agisse au niveau de l'énergie fondamentale de l'organisme, aidant un système déséquilibré à retrouver son équilibre ?

Récemment, un acupuncteur allemand, utilisant les champs électriques selon les techniques du Dr Reinhold Voll, m'a communiqué les résultats de ses expériences. Le Dr Voll a réalisé un étalonnage mettant en correspondance l'intensité électrique et les conditions spécifiques de l'état énergétique d'une personne. Les résultats de ces expérimentations d'électro-acupuncture mettaient en relation de fortes douleurs et des allergies avec l'ingestion de divers aliments, farines, céréales et pain complet. Lorsque la farine ou les céréales étaient trempées dans une solution de germanium, les douleurs disparaissaient et les points de contrôle (de l'électro-acupuncture), mesurés par l'organomètre de Voll, retrouvaient leur équilibre. Si en plus du trempage, on soumettait les aliments à un champ magnétique de 40 hertz, non seulement la douleur du point ne se manifestait pas, mais encore les insecticides (présents dans les céréales) ne pouvaient plus être détectés à l'analyse.

D'autres expériences, qui ont été publiées, à propos des propriétés biophysiques du germanium, mettaient en avant la capacité de cette substance d'influer sur les caractéristiques énergétiques et magnétiques d'un milieu.

Il est intéressant, quoique prématuré, de relier l'action du germanium à ceux des phénomènes énergétiques de guérison qui agissent sur les champs énergétiques subtils de l'organisme.

15

GUIDE POUR UNE VIE HOLISTIQUE

AMELIORER LA SANTE ET LA VIE

Ce livre a tenté de rassembler les nombreux aspects, généralement admis, de l'utilisation thérapeutique du germanium organique. Les thèmes évoqués couvrent un large éventail de problèmes et de maladies, comprenant la pollution de l'environnement par les radiations ionisantes et les métaux lourds, la modulation des systèmes immunitaires et nerveux, et quelques unes de ses propriétés encore mal comprises ou ésotériques, lesquelles laissent à penser que ses aptitudes curatives pourraient agir à des niveaux situés au delà du monde physique.

Le germanium organique, en tant que substance,

semble renforcer et enrichir notre santé, et restaurer l'équilibre de tout système «malade». C'est précisément le but d'une vie «holistique» -s'étudier et se connaître soi-même, et les créatures amies qui nous entourent sur la Terre, moduler et tenter de réaliser notre potentiel personnel sur tous les plans. Cet élément particulier, pour des raisons que nous ne discernons pas encore complètement, paraît matérialiser et impulser l'élan de chacun d'entre nous vers ce que nous cherchons durant toute notre vie.

LES PRATIQUES DE LA SANTE HOLISTIQUE

Ce «Nouvel Age» nous apporte une pléthore de pratiques et de substances capables de renforcer notre santé. Il n'est pas nécessaire pour nous d'être des cliniciens avertis ou des praticiens pour avoir accès à la sagesse antique qui a été «redécouverte» aujourd'hui et mise à notre portée. Ceci inclut les diverses thérapies diététiques, la médecine chinoise et la phytothérapie, les huiles essentielles, l'homéopathie, l'acupuncture et les thérapies par les cristaux ou les couleurs. Nous pouvons certainement tirer un bénéfice de l'information disponible concernant ces diverses techniques et les utiliser pour nous-même lorsque le besoin s'en fait sentir.

Ce chapitre tente d'étudier et de rassembler, à un niveau compréhensible par tous, quelques uns des nombreux moyens pratiques nous permettant d'améliorer sensiblement notre santé. Les paragraphes suivants font le point sur le bon sens contenu dans les perspectives des médecines orthodoxe et alternative concernant ce que nous pouvons contrôler dans notre vie, c'est-à-dire ce que nous mangeons, l'exercice que nous pratiquons, nos attitudes face à la vie et notre relation aux autres.

La diététique

De tous les facteurs de notre vie quotidienne, le choix de notre alimentation est l'un des plus simples et des plus efficaces par lequel nous pouvons influer sur notre santé et notre regard sur la vie. Il y a de nombreux systèmes diététiques. Les plus connus sont la macrobiotique, le crudivorisme, tel que proposé par Gerson, le végétarisme et le régime «arc-en-ciel» qui choisit les couleurs des aliments en correspondance avec les ***chakras***. Chaque système participe généralement d'une philosophie universelle qui va bien plus loin que les aspects nutritionnels et physiques des aliments. Chacun comporte une part de vérité et de sagesse ; c'est à chacun de nous de choisir le mode d'alimentation qui lui correspond le mieux.

Au cours de notre vie, il est possible que nous changions plusieurs fois de mode d'alimentation. Après plusieurs années de macrobiotique, il se peut que nous souhaitions consommer davantage d'aliments crus. Ou bien, après des années de végétarisme, il se peut que nous nous sentions mieux en mangeant de

***Chakras** : centres énergétiques définis par la médecine tantrique, la plus ancienne de l'Inde, en correspondance avec les grands éléments de l'Univers (terre, eau, feu, vent, ether). Ces "chakras", alignés le long de la ligne médiane du corps (de la base de la colonne vertébrale [coccyx] au sommet du crâne), servent au dépistage et à la thérapeutique. Ils sont au nombre de sept.*

temps en temps du poisson ou du poulet. Une vie holistique comporte une approche souple et le respect de notre évolution et de nos besoins. Ce que nous mangeons représente plus que la simple ingestion des ingrédients ; si nous prenons nos aliments avec discernement et si nous sommes reconnaissants pour la force qu'ils nous donnent, alors faire la cuisine et manger devient partie intégrante d'une conception de la vie qui s'harmonise avec la bonne santé.

Sans tenir compte du système alimentaire choisi, il y a quelques principes généraux qui portent en eux-mêmes la bonne santé :

1 Choisissez des aliments complets et naturels et évitez ceux qui ont été adultérés par la chimie. Ceci inclut la farine blanche et ses sous-produits, le riz blanc et les divers aliments conditionnés (conserves, aliments lyophilisés ou surgelés, précuits...).

2 Organisez votre régime autour des fruits, légumes et céréales complètes, qui seront complétés par d'autres aliments tels que poissons, volailles et produits laitiers.

3 Evitez le sucre sous toutes ses formes, blanc ou brun, et même le miel.

4 Evitez la viande rouge, les oeufs et les produits laitiers riches en matières grasses.

5 Evitez les substances qui dépriment le système immunitaire, comme le café, le thé, le tabac, l'alcool et les diverses drogues.

Les compléments alimentaires

Dans un monde idéal, où les pratiques agricoles seraient équilibrées, les nutriments du sol également répartis, sans pollution atmosphérique ou industrielle, sans radiations ni stress -peut-être en étant assis dans l'atmosphère raréfiée des sommets de l'Himalaya-, nous pourrions probablement, vivant une vie simple et laborieuse, trouver tout ce dont nous avons besoin dans une alimentation naturelle. Il est d'ailleurs possible qu'une personne active en très bonne santé puisse n'avoir jamais besoin de compléter son alimentation. Cependant, en regardant la réalité de la vie «civilisée», avec sa pollution, ses radiations, ses gaz d'échappement, etc..., nous aurions probablement grand intérêt à prendre des compléments alimentaires de temps en temps.

Une fois de plus, le bon sens et le discernement doivent nous guider dans le choix des compléments alimentaires que nous prendrons. Il y a tant de produits aux étals des boutiques de diététique que nous dépenserions une fortune à vouloir les stocker tous et que cela nous conduirait à «gober» chaque jour un tas de gelules différentes, ce qui ne paraît pas vraiment naturel. Par conséquent, apprenez à connaître les diverses vitamines et minéraux avec leurs propriétés thérapeutiques, *(15), (40)* et choisissez judicieusement. Lisez les étiquettes soigneusement et écartez les produits qui contiennent du sucre. Pour une personne généralement en bonne santé, un mélange équilibré, multi-vitamines et multi-minéraux, suffit à donner le «coup de fouet» à l'alimentation quotidienne. Dans des cas de maladies graves telles que cancer, Sida ou problèmes cardio-vasculaires, il peut être conseillé de prendre des doses importantes de vitamines, minéraux et autres compléments nécessaires à renforcer l'immunité naturelle.

Les vitamines et minéraux (oligo-éléments) les plus importants dans le domaine du renforcement de l'immunité, de la destruction des radicaux libres, de la modulation du taux de sucre dans le sang ou des fonctions neuro-endocriniennes, sont les suivants : *(5), (112)*

Vitamines, A, B6, acide folique (B9), acide pantothénique (B5), C et E.

Minéraux, fer, magnésium, chrome (facteur de tolérance au glucose), zinc, sélénium, germanium organique. *(2), (32), (34), (64), (78), (79)*

En plus de ces principaux compléments alimentaires, il en existe bien d'autres, des plantes (ginseng), des acides aminés, et des produits tels que les algues ou la gelée royale. Encore une fois, il faut faire confiance à votre intuition et à votre discernement et étudier attentivement les ouvrages disponibles sur ce thème pour vous assurer que ces compléments alimentaires vous sont adaptés.

L'exercice

Toutes les traditions recommandent l'exercice. Que ce soient les pratiques ancienne ou contemporaine du yoga, les arts martiaux d'extrême-orient, la course, la natation, la danse, le ski, ou plus simplement la marche, l'exercice est bon pour l'esprit et le corps. Sur le plan mental, il nous apporte une meilleure concentration et un exutoire aux émotions refoulées. L'exercice, pratiqué comme un art, peut se révéler une excellente forme de méditation, l'harmonisation parfaite entre le corps et l'esprit. Sur le plan physique, le mouvement est bénéfique au système immunitaire, il fortifie le coeur et augmente la souplesse, l'agilité et la coordination.

Nous savons tous cela, et la plupart d'entre nous, dont moi-même, ne le pratiquons pas comme il le faudrait. Toute activité physique, quelque soit son dosage, est très bénéfique, car le mouvement est un grand dispensateur de sensations transcendantes de calme, de bien-être, voire d'extase, comme celles que ressentent les coureurs de grand fond.

Pour rendre la pratique de l'exercice plus aisée, obligez-vous à consacrer cinq minutes chaque matin à une forme quelconque de mouvement. Cela peut être du stretching, du yoga, de la danse ou une simple marche jusqu'au coin de la rue. Cinq minutes de dépense physique sont à la portée de chacun et peuvent apporter beaucoup.

N'oubliez pas que, dans le sport, la chose la plus importante est qu'il doit donner du plaisir. Si vous vous astreignez à une mise en forme quotidienne, douloureuse et lassante, vous manquerez le but qui est de prendre du plaisir à la redécouverte de son corps par le mouvement. Choisissez donc des exercices en rapport avec votre âge, votre condition physique et les besoins de votre corps, qui, de plus, ne raviveront pas d'anciennes blessures ni n'en causeront de nouvelles. Soyez très pratique, si la plus proche piscine est à une demi-heure de chez vous et ne dispose pas de sèche-cheveux, alors la natation ne sera peut-être pas votre sport quotidien.

Ceci ne veut pas dire qu'il ne faille pas établir un programme d'exercices qui soit un défi à soi-même et présente des difficultés. Le conseil donné de choisir quelque chose de simple et de bref est destiné aux paresseux ou à ceux qui «oublient» facilement, qui ne sont pas motivés pour se lancer dans la pratique de l'exercice. Un régime alléchant est bien plus facile à suivre qu'un «repoussoir», et donne de bien meilleurs résultats.

L'environnement

Notre environnement a une profonde influence sur notre système immunitaire et notre manière de voir la vie. Il comprend l'ensoleillement, les radiations, la qualité de l'air et de l'eau. L'exposition au soleil, ne serait-ce que cinq minutes par jour (sans lunettes), est une excellente chose pour renforcer la santé. L'air que nous respirons et l'eau que nous buvons peuvent contenir des poisons, comme des métaux lourds et des produits cancérigènes, ce qui peut sérieusement limiter notre approvisionnement en oxygène, si précieux pour une bonne santé. Bien qu'il ne soit pas facile de déménager souvent, il est possible de faire des choix sur le lieu de notre habitation en fonction de priorités de santé.

LE BON SENS ET LE DISCERNEMENT

En tant que consommateurs, nous avons la chance de pouvoir bénéficier des connaissances de la médecine orthodoxe et de la médecine parallèle. Cependant, trop souvent, en raison de nos vélléités et de notre incapacité à prendre nos responsabilités en ce qui concerne notre santé, nous nous plaçons passivement entre les mains des «hommes en blouses blanches», attendant d'eux la guérison. Ceci n'est pas dit dans l'intention de dénigrer la médecine -la médecine moderne a accompli des choses inestimables pour notre santé-, mais plutôt pour souligner notre invraisemblable crédulité et la foi inexplicable que nous avons pour des «mortels» à qui nous confions nos corps. Comme consommateurs de soins médicaux, nous avons tendance à nous en remettre corps et âme à l'autorité d'une tierce personne.

Lorsque nous envisageons d'acheter une voiture, une maison, une chaîne hi fi, ou bien même un costume ou une robe, nous pouvons passer des heures, des jours et parfois plus, à examiner ce qui existe et à en discuter les mérites, sceptique aux arguments des vendeurs, faisant des essais et demandant l'avis de nos amis ou de notre conjoint, avant de prendre notre décision. Alors que lorsque nous allons, pour nous-même ou nos enfants, chez le médecin ou le dentiste, nous recevons une prescription qui nous sera délivrée par le pharmacien sans que nous sachions ce qu'a été le diagnostic et quels médicaments nous allons prendre. Bien sûr, il est toujours possible, en théorie, d'en discuter en cours de traitement. Mais, en l'absence d'une telle information, combien de fois avons-nous interrogé le médecin à propos des divers traitements possibles, des effets secondaires éventuels, de ce qui peut arriver si nous ne prenons aucun traitement, etc... ?

En dernier ressort, c'est nous qui devons décider du traitement à choisir, en collaboration enrichissante avec le praticien. Les qualités de discernement, de compassion, de sagesse et de compréhension sont des composantes essentielles de la guérison. Elles devraient être exercées tant par le malade que par le thérapeute. Ce dernier a la responsabilité d'informer et de prendre le plus grand soin de son patient, agissant d'une manière qui serve les idéaux élevés de sa profession. Quant à nous, nous avons la responsabilité d'être complètement informés et de coopérer activement au bon déroulement du traitement. Cette symbiose ne peut que bénéficier aux deux parties.

Nous sommes notre propre guérisseur. Les médecins, praticiens et thérapeutes peuvent nous aider à nous soigner, et ils le font ; mais en fin de compte, c'est nous qui sommes malades ou avons un problème de santé, et personne ne peut, mieux que nous-mêmes, avoir connaissance de tous les détails concernant notre état. Il y a évidemment un temps pour aller chez le médecin, prendre des médicaments, se faire opérer... Mais il est aussi un temps où des mesures moins radicales, peut-être la simple relaxation ou un peu plus d'attention à soi-même, donneront d'excellents résultats sans avoir à se soumettre à diverses drogues ou perdre inutilement son temps et le faire perdre au médecin.

LE BIEN-ETRE EMOTIONNEL ET SPIRITUEL

Acquérir une vision holistique de notre vie a des conséquences inévitables qui toutes conduisent au changement. Premièrement, le choix de prendre la responsabilité de notre vie nous place carrément dans le siège du pilote : nous contrôlons et créons notre vie. Nous avons de tous temps été sous influence, sans en être forcément conscients. De plus, envisager et expérimenter la vie dans une perspective holistique implique que nous en explorions tous les angles : positif ou négatif, logique, intuitif, sensible ou irrationnel. Cela peut être effrayant pour notre cher besoin de sécurité et peut se traduire par des expéditions décisives en dehors des étroits sentiers battus de nos ambitions professionnelles, mais il en résultera finalement un élargissement de notre champ de conscience, de notre développement personnel et une plus grande maturité spirituelle. Et, en dépit de nos bien réels et très humains sentiments d'imperfection, de résignation et de désespoir, il n'y a rien de plus excitant, de plus motivant, dans la vie que le sens de l'aventure engendré par la connaissance que nous sommes l'instrument de tous les changements potentiels.

En progressant plus avant dans la découverte de soi, il arrive un moment où nous avons un aperçu de ce que nous sommes, et, peut-être, pourquoi nous sommes ici et ce qu'est notre essence véritable. De mon point de vue, si la vie a un but, c'est de nous donner le moyen de réaliser nos potentialités. Je ne fais pas allusion à l'ambition «extérieure» concernant la carrière et l'argent, mais bien plus à la découverte des satisfactions profondes données par l'enrichissement de notre vie.

Chacun de nous est unique, et nous allons toujours de l'avant vers le lieu où nous conduisent nos chemins individuels. En chacun de nous se trouve notre propre sagesse, notre intuition, et la connaissance qui peut nous guider dans notre quête personnelle de la réalisation et de l'accomplissement. Le Dr Asai éprouva une profonde satisfaction spirituelle et réalisa plusieurs de ses intuitions avec ses découvertes et la mise au point du germanium organique. Pour chacun de nous, cette découverte peut revêtir des aspects différents. Seules nos voix intérieures peuvent nous guider vers les trésors qui y sont contenus. La santé et les pratiques qui donnent le mieux-être sont des biens inestimables qu'il nous faut cultiver pour accomplir notre destinée.

LA JOIE DE VIVRE ET L'ACCEPTATION DE SOI

En conclusion, et par dessus toute chose, le plaisir et la joie de vivre sont d'une importance primordiale. Le «sérieux» peut devenir la maladie numéro un. Le plaisir signifie que vous vous donnez la permission d'être vous-même et non pas un robot soumis. Nous pouvons grandement profiter de notre côté malicieux, ayant à la mémoire quelques bonnes plaisanteries, sans être prévisible au point d'en être ennuyeux. Car, en dépit de nos plans, de la prudence que nous pouvons manifester, nous ne savons jamais de manière certaine le temps qui nous reste à passer sur Terre. La meilleure recette du bonheur est encore de jouir de l'instant présent au maximum. Savourer toute chose, le malheur et la tristesse comme le bonheur, faire l'expérience, sans en avoir peur, des erreurs, car il n'y pas d'erreurs, il n'existe que des leçons.

Références

1. Arimori, S. Watanabe, K. Yoshida, M. and Nagao, T. "Effect of Ge-132 as immunomodulator". In *Immunumodulation by Microbial Products an Related Synthetic Compounds. Int. Symp.*, Osaka, July 27-29, 1981. Yamamura and Kotani (eds.), Exerpta Medica, 498-500. 1982.

2. Asai, K. *Miracle Cure : Organic Germanium,* Japan Publications Inc. 1980.

3. Aso, H., Suzuki, F., Yamaguchi, T., Hayashi, Y., Ebina, T., and Ishida, N. "Induction of interferon and activation of NK cells and macrophages in mice by oral administration of Ge-132, an organic germanium compound". *Microbiol. Immunol.,* **29**, 65-74. 1985.

4. Badger, A.M., Mirabelli, O.K. and Di Martino, M., "Generation of suppressor cells in normal rats bu treatment with Spirogermanium, a novel heterocyclic anticancer drug". *Immunopharmacology,* **10**, 201-7. 1985.

5. Badgley, L. *Healing Aids Naturally. Natural Therapies for the Immune System,* Human Energy Press, 1986.

6. Bolen, J.S., *Goddesses in Every Woman. A New Psychology of Women,* Harper Colofon, 1984.

7. Bonewitz, R., *Cosmic Crystals. Crystal Consciousness and the New Age,* Thorsons, 1983.

8. Boros, L., Tsiatis, A.A., Neiman, R.S., Mann, R.B. and Glick, J.H., "Phase II Eastern Co-operative Oncology Group Study of

Spirogermanium in previously treated lymphoma". *Cancer Treat. Rep.,* **70**, 917-8. 1986.
9. Bradford. W., Culbert, M.L. and Allen, H.W., *International Protocols for Individualized, Integrated Metabolic Programs in Cancer Management.* Robert W. Bradford Foundation, 1983.
10. Bradford, R.W., Allen, H.W., and Culbert, M.L., *Oxidology. The study of Reactive Oxygen Toxic Species (ROTS) and their Metabolism in Health and Disease.* Robert W. Bradford Foundation, 1985.
11. Brenner, D.E., Rosenshein, N.E., Dillon M., Jones H.W., Forastiere, A., Tipping, S., Burnett, L.S., Greco, F.A., and Wiernick, P.H., Phase II study of Spirogermanium in patients with advanced carcinoma of the cervix, *Cancer Treat. Rep.,* **69**, 457-8. 1985.
12. Brenner, D.E., Jones, H.W., Rosenshein, N.B., Forastiere, A., Dillon, M., Grumbine, F., Tipping, S., Burnett, L., Greco, F.A. and Wiernik, P.H., "Phase II evaluation of Spirogermanium in advanced ovarian carcinoma". *Cancer Treat. Rep.* **67**, 193-4. 1983.
13. Brodbeck, J;, Germanium in biological systems'. In *1st Int. Conf. on Germanium,* Hanover, Oct. 1984. Lekim and Samochowiec (eds.) Semmelweis-Verlag. 1985.
14. Colbin, A. *The Book of Whole Meals,* Ballantine Books, 1979. 1983.
15. Davies, S., *Nutritional Medicine,* Pan Books, 1987.
16. Davidson, J.H., *Radiation : Wat it is, how it affects us and what we can do about it,* C.W. Daniel, 1986.
17. De Vries, J., *Do Miracles Exist,* Mainstream Publishing, 1986.
18. De Vries, J., *Multiple Sclerosis,* Mainstream Publishing, 1985.
19. Dexeus, F.H., Logothetis, C., Samuels, M.L. and Hossan, B., "Phase II study of Spirogermanium in metastatic prostate cancer". *Cancer Treat Rep.,* **70** (9), 1129-30, 1986.
20. Dhingra, H.M., Unsawaski, T., Chiuten, D.F., Murphy, W.K., Holoye, P.Y., Spitzer, G. and Valdivieso, M., "Phase II study of Spirogermanium in advanced (extensive) non-small cell lung cancer". *Cancer Treat. Rep.,* **70**, 673-4, 1986.
21. Di Martino, M.J., Lee, J.C., Badger, A.M., Muirhead, K.A., Mirabelli, C.K. and Hanna, N., "Antiarthritic and immunoregulatory activity of Spirogermanium". *J. Pharmacol. Exp. Ther.,* **236**, 103-10, 1986.
22. Dluzniewski, A., Gastol-Lewinska, L., Buczynska, B. and

Monicqewski, A., "Teratogenic effects of Sanumgerman in rats". In *1st Int. Conf. on Germanium, Hanover,* October 1984, Lekim and Samochowiec (eds.), Semmelweis-Verlag, 1985.

23. Diekman, K., Widderlich, Widderich, M., and Wilgenbus, U., Doctoral Dissertations, Institute fur Physiologische Chemider Tierarztlichen Hochschule, Hanover. 1985-86.

24. Eisenhauer, E., Quirt, I., Connors, J.M. Maroun, J. and Skillings, J., "A Phase II study of Spirogermanium as second line therapy in patients with poor prognosis lymphoma", An NCI Canada Clinical Trials Group Study, *Invest New Drugs,* **3**, 307-10, 1985.

25. Eisenhauer, E., Kerr, I., Bodurtha, A., Iscoe, N., Mc Cullock, P., Pritchard, K. and Quirt, I., "A Phase II study of Spirogermanium in patients with metastatic malignant melanoma, An NCI Canada Clinical Trials Group Study, *Invest New Drugs,* **3**, 303-5, 1985.

26. Falkson, G., and Falkson, H.C., "Phase II trial of Spirogermanium for treatment of advanced breast cancer", *Cancer Treat. Rep.,* **67**, 189-90, 1983.

27. Gallo, R.C., "The AIDS virus". *Scientific American,* **256** (January) 38-61, 1987.

28. Gallo R.C., "The first human retrovirus". *Scientific American, 255 (December), 78-88, 1986.*

29. *Ge-132 Outline,* Asai Germanium Res. Inst., 1984.

30. Giedanowski, J., "The Influence of Sanumgerman on the induction of spontaneous leukemia and the activity of killer cells (NK)", 1986 and "Mutagenecity Test on Sanumgerman, Polish Academy of Sciences, Ludwik Hirszfeld Institute of Immunology and Experimental Therapy, 1987.

31. Goodman, S., "Organic germanium-powerful healer". *J. Alt. & Comp. Med.,* **4**, 34-52, 1987.

32. Goodman, S., "Between physics and biology". *J. Alt. & Comp. Med.,* **5** (9), 21-2, 1987.

33. Goodman, S. *Therapeutic Effects of Organic Germanium. Medical Hypothesis,* In Press, 1987.

34. Graham, J. and Odent, M., *The Z Factor. How Zinc is Vital to Your Health,* Thorsons, 1986.

35. Grzybeck, J., "Biological activity of Sanumgerman in allium test". In *1st Int. Conf. on Germanium,* Hanover, October 1984. Lekim and Samochowiec (eds.) Semmelweis-Verlag, 1985.

36. Hachisu, M., Takahashi, H., Koeda, T. and Sekizawa, Y., "Analgesic effect of novel organogermanium comproound, Ge-132". *J. Pharmacobiodyn,* **6**, 814-20, 1983.
37. Harisch, G., "Glutathione and glutathione-dependent enzymes of the rat liver after different doses of Sanumgerman". In *1st Int. Conf. on Germanium,* Hanover, October 1984, Lekim and Samochowiec (eds.) Semmelweis-Verlag. 1985.
38. Hill, B.T., Bellamy, A.S., Metcalfe, S., Hepburn, P.J., Masters, J.R., and Whelan, R.D., "Idenfication of synergistic combinations of Spirogermanium with 5-fluorouracil or cisplatin using a range of human tumour cell lines *in vitro". Invest New Drugs, 2, 29-33, 1984.*
39. Hill, B., Whatley, S.A., Bellamy, A.S., Jenkins, L.H. and Whelan, R.D.H., "Cytotoxic effects and biological activities of NSC-192965 ; Spirogermanium *in vitro". Cancer Res.,* **42**, 2852-6, 1982.
40. Holford, P., *The Whole Health Guide to Elemental Health and Vitamin Vitality,* Thorsons, 1983.
41. Hueper, W.C., "Effects of overdoses of germanium dioxide upon the blood and tissues of rabbits". *Am. J. Med. Sciences,* **181**, 820-30, 1931.
42. Ingeborg, S., "Germanium - from the general practice - for the general practice". In *1st Int. Conf. on Germanium,* Hanover, October 1984, Lekim and Samochowiec (eds.), Semmelweis-Verlag. 1985.
43. Ishida, N., Satoh, H., Suzuki, F. and Miyao, K., *Organogermanium Induction of Interferon Production,* United States Patent No. 4, 473, 581, 1984.
44. Kada, T., Mochizuki, H., "Antimutagenic effects of germanium oxide on Trp-P-2 induced frameshift mutations in *Salmonella typhimurium* TA 98 and TA 1538", *Mutation Research,* **125**, 145-51, 1984.
45. Kamen, B., Germanium-A New Approach to Immunity, Nutrition Encounter Inc., Larkspur, California, 1987.
46. Kavanagh, J.J., Saul, P.B., Copeland, L.J., Gershenson, D.M. and Krakoff, I.H., "Continuous infusion Spirogermanium for the treatment of refractory carcinoma of the ovary : a phase II trial", *Cancer Treat. Rep.,* **69**, 139-40, 1985.
47. Kidd, P.M., *Networking and Consulting Services on Germanium,* GINA, 1987.

48. Kidd, S., "Germanium-132 (Ge-132) Homeostatic normalizer and immunostimulant. A review of its preventive and therapeutic efficay", *Int. Clin. Nutr. Rev.* **7** (1), 1987.
49. Kidd, P.M., *Therapeutic Potentialities for Ge-132,* GINA. 1987.
50. Kleinrok, Z., Lekim, D., Jagiello-Wojtowicz, E. and Chodkowska, A., "Central action of Sanumgerman in mice", *Pol. J. Pharmacol. Pharm.,* **38**, 299-307, 1986.
51. Kleinrok, Z., Jagiello-Wojtowicz, E. and Chodkowska, A., In *1st Int. Conf. on Germanium,* Hanover, October 1984, Lekim and Samochowiec (eds.), Semmelweis-Verlag, 1985.
52. Kobayski, H., Komuro, T. and Furue, H., "Effect of combination immunochemotherapy with an organo-germanium compound, Ge-132, and antitumor agents on C 57 BL/6 mice bearing Lewis lung carcinoma (3LL)". *Gan-To-Kagaku-Ryoho,* **13**, 2588-93, 1986.
53. Kohlmunzer, S., "The allium test as a tool in search for potential oncostatics, In *1st Int. Conf. on Germanium,* Hanover, October 1984, Lekim and Samochowiec (eds.) Semmelweis-Verlag, 1985.
54. Kokoschinegg, P., and Kokoschinegg, M., "Biophysical results with germanium and Sanumgerman - preliminary experiences", In *1st Int. Conf. on Germanium,* Hanover, October 1984, Lekim and Samochowiec (eds.) Semmelweis-Verlag, 1985.
55. Komuro, T., Kakimoto, N., Katayama, T. and Hazato, T., "Inhibitory effects of Ge-132 (carboxyethyl germanium sesquioxide derivatives on enkephalin-degrading enzymes", *Biotechnol. Appl. Biochem.,* **8**, 379-86, 1986.
56. Kuebler, J.P., Tormey D.C., Harper, G.R., Chang, Y.C., Khandekar, J.D. and Falkson, G., "Phase II study of Spirogermanium in advanced breast cancer", *Cancer Treat, Rep.,* **68**, 1515-16, 1984.
57. Kumano, N. Ishikawa, T., Koinumar, S., Kikumoto, T., Suzuhi, S., Nakai, Y. and Konno K., "Antitumour effect of the organogermanium compround Ge-132 ont the Lewis lung carcinoma (3LL) in C 57 BL/6 (B6) mice", *Tohoku J. Exp. Med.,* **146**, 97-104, 1985.
58. Lekim, D., and Kehlbeck, H., "The biological activity of germanium, In *1st Int. Conf. on Germanium,* Hanover, October 1984, Lekim and Samochowiec (ds.) Semmelweis-Verlag, 1985.
59. Lekim, D., Samochowiec, L. and Gieldanowski, J., "Oncostatic properties of Sanumgerman. In *1st Int. Conf. on Germanium,* Hanover, October 1984, Lekim and Samochowiec (eds.) Semmel-

weis-Verlag, 1985.
60. Lekim, D., Samochowiec, L. and Gieldanowski, J., "Results of studies on antineoplastic activity of Sanumgerman preparation", In *1st Int. Conf. on Germanium,* Hanover, October 1984, Lekim and Samochowiec (eds.) Semmelweis-Verlag, 1985.
61. Levan, A., "The effects of colchicine on root mitoses in allium. *Hereditas",* **24**, 471, 1938.
62. Levine, S.A., and Kidd, P.M., "Oxygen nutrition for super health". *J. Orthomolecular Medicine,* **1**(3), 145-8, 1986.
63. Levine, S. and Huntington, K., "Organic germanium : restoring health through increased oxygenation", *Total Health,* **18**, 1986.
64. Lewis, A., *Selenium : The essential trace element you might not be getting enough of, Thorsons,* 1983.
65. Liem, S.H., "he influence of Sanumgerman on the oxygen partial pressure of the oxygen multi-step process". In *1st Int. Conf. on Germanium,* Hanover, October 1984, Lekim and Samochowiec (eds.) Semmelweis-Verlag, 1985.
66. Martin, S., "Germanium : could it be the cure ?"*Here"s Health,* April 1987, pp 12-14.
67. Melnik, S.I., Bakhmedova, A.A., Nedorezova, T.P., Iartseva, I.V. and Zhukova, O.S., "Synthesis of anomeric 5-trimethylgermyl-2-deoxyuridines and study of their antiviral and cytotoxic properties". *Bioorg Khim.,* **11**, 1248-52, 1985.
68. Mino, Y., Ota, N., Sakao, S. and Shimomura, S., "Determination of Germanium in medicinal plants by atomic absorption spectrometry with electrothermal atomization". *Chem. Phar. Bull.,* **28** (9), 2687-91, 1980.
69. Miyao, K., Onishi, T., Asai, K., Tomizawa, S. and Suzuki, F., "Toxicology and Phase I studies on a novel organogermanium compound, Ge-132". *Current Chemother. & Inf. Dis. Proc. 11th ICC and 19th ICAAC Amer. Soc. Micro.,* 80-2, 1980.
70. Mizushima, M., Satoh, H. and Miyao, K., "Some pharmacological and clinical aspects of a novel organic germanium compound Ge-132". In *1st Int. Conf. on Germanium,* Hanover, October 1984, Lekim and Samochowiec (eds.) Semmelweis-Verlag, 1985.
71. Mizushima, Y., Shoji, Y. and Kaneko, K., "Restoration of impaired immunoresponse by germanium in mice". *Int. Arch. Allergy Appl. Immunol.* **63**, 338-9, 1980.

72. Mochizuki, H. and Kada, T., "Antimutagenic effect of Ge-132 on gamma-ray-induced mutations in *E. Coli* B/rWP2trp-". *Int. J. Radiat. Biol.,* **42** (6), 653-9, 1982.
73. Mrema, J.E., Slavik, M. and Davis, J., "Spirogermanium : a new drug with antimalarial activity against chloroquine-resistant *Plasmodium falciparum, Int. J. Clin. Pharmacol. Ther. Tox.,* **4**, 167-71, 1983.
74. Nagata, N., Yoneyama, T., Yanagida, K., Ushio, K., Yanagihara, S., Matsubara, O. and Eishi, Y., "Accumulation of germanium int the tissues of a long-term user of germanium preparation died of acture renal failure, *J. Toxicol. Sci.,* **10**, 333-41, 1985.
75. *New Scientist.* ...or can the body protect itself ? 18 December, 7, 1986.
76. Paetz, G., "Case study : adenocarcinoma with liver metastases". In *1st Int. Conf. on Germanium,* Hanover, October 1984, Lekim and Samochowiec (eds.) Semmelweis-Verlag, 1985.
77. Paetz, G., "A. therapy with new dimensions : Sanumgerman". *Raum and Zeit.* 24/86, 12-13, 1986.
78. Passwater, R.A., *Selenium as Food and Medicine,* Keats Publishing, 1980.
79. Passwater, R.A., *GTF Chromium,* Keats Publishing, 1982.
80. Pfeiffer, C.C., *Mental illness and Schizophrenia. The Nutrition Connection,* Thorsons, 1987.
81. Pinnameneni, K., Yap, H.Y., Kegha, S.S., Blumenshein, G.R. and Bodey, G.P., "Phase II study of Spirogermanium in the treatment of metastic breast cancer, *Cancer Treat. Rep.,* **68**, 1197-8, 1984.
82. Rice, L.M., Wheeler. W.J., and Geschickter, G.F. "Synthesis of 4, 4-diakyl-4-4 germacyclohexanone and 8,8-diakyl-8-germanspiro 8 (4-5) decanes", *J. Heterocyclic Chem.,* **11**, 1041-7, 1984.
83. Rosenfield, G. and Wallace, E.J., "Studies of the acute and chronic toxicity of germanium", *Arch. Indus. Hygiene Occ. Med.* **8**, 466-79, 1953.
84. Samochowiec, L., "Experience with Sanumgerman in Poland and Germany". In *1st Int. Conf. on Germanium,* Hanover, October 1984, Lekim and Samochowiec (eds.) Semmelweis-Verlag, 1985.
85. Samochowiec, L. and Wojcicki, J., "Basic pharmacological properties of Sanumgerman". In *1st In Conf. on Germanium,* Hanover, October 1984, Lekim and Samochowiec (eds.) Semmel-

weis-Verlag, 1985.
86. Sato, I., Yuan, B.B. Nishimura, T. and Tanaka, N., "Inhibition of tumor growth and metastasis in association with modification of immune response by novel organic germanium compounds". *J. Biol. Response Mod.,* **4**, 159-68, 1985.
87. Schein, P.S., "The clinical pharmacology of Spirogermanium, a unique anticancer agent". In *1st Int. Conf. on Germanium,* Hanover, October 1984, Lekim and Samochowiec (eds.) Semmelweis-Verlag, 1985.
88. Schein, P.S. Slavik, M. Smythe, T., Hoth D, Smith, F., Macdonald, J.S. and Woolley, P.V., "Phase I clinical trial of Spirogermanium", *Cancer Treat. Rep.* **64**, 1051-6, 1980.
89. Schroeder, H.A., Kanisawa, M., Frost, D.V. and Mitchener, M., "Germanium, tin and arsenic in rats : effects on growth, survival, pathological lesions and life span", *J. Nutrition,* **96**, 37-45, 1968.
90. Schroeder, H.A. and Balassa, J.J., "Arsenic, germanium, tin and vanadium in mice. Effects on growth, survival and tissue levels, *J. Nutrition,* **92**, 245-52, 1967.
91. Schroeder, H.A. and Balassa, J.J., "Abnormal trace metals in man : germanium". *J. Chron. Dis.,* **20**, 211-24, 1967.
92. Schuitemaker, G.E., "Germanium : a mineral of great promise. *Ortho Moleculair",* No. 3, 1987.
93. Schulman, P., David, R.B., Rafla, S., Green M. and Henderson, E., "Phase II trial of Spirogermanium in advanced renal celle carcinoma : a Cancer and Leukemia Group B study", *Cancer Treat. Rep.,* **68**, 1305-6, 1984.
94. Sijpesteijn, A.K., Rijkins, F. and Van der Kerk, G.J.M., "Antimicrobial activity of trialkylgermanium acetates and the influence of the medium", *Antonie van Loeuwenhock,* **30**, 113-20, 1964.
95. Soloman, G.F., "The emerging field of psychoneuro-immunology, with a special note on AIDS". *Advances, Institute for the Advancement of Health,* **2** (1), 6-19, 1985.
97. Suzuki, T., Ishikawa, S., Motoyama T; and Oboshi, S., "Suppression and acceleration of experimental amyloidosis in mouse model". *Acta Pathol. Japan,* **30** (4), 557-64, 1980.
98. Suzuki, F., "Antitumour activity of Ge-132, a new organogermanium compound, in mice is expressed through the functions of macrophages and T lympocytes", *Gan-To Kagaku Rhoho,* **12**, 1445-

52, 1985.
99. Suzuki, F., "Suppression of tumor growth by peritoneal macrophages isolated from mice treated with carboxyethylgermanium sesquioxide (Ge-132)". *Gan To Kagaku Ryoho,* **12**, 2122-8, 1985.
100. Suzuki, F., "Ability of sera from mice treated with Ge-132, an organo-germanium compound, to inhibit experimental murine asistes tumors", *Gan To Kagaku Ryoho,* **12**, 2314-21, 1985.
101. Suzuki, G. and Pollard, R.B., "Prevention of suppressed interferon gamma production in thermally injured mice by administration of a novel organogermanium compound, Ge-132", *J. Interferon Res.,* **4**, 223-33, 1984.
102. Suzuki, F., Brutkiewicz, R.R., and Pollard, R.B., "Importance of T-cells and macrophages in the antitumour activity of carboxyethylgermanium sesquioxide (Ge-132)", *Anticancer Res.,* **5**, 479-83, 1985.
103. Suzuki, F., Brutkiewicz, R.R., and Pollard, R.B., "Co-operation of lymphokine (s) and macrophages in expression of antitumor activity of carboxyethylgermanium sesquioxide (Ge-132)". *Anticancer Res.,* **6**, 177-82, 1986.
104. Takashima R. and Mitsui, Y., "Germanium as a stabilizer of cysteine eye drop", In *Immunomodulation by Microb. Products and related synthetic compounds. Int. Symp.* Osaka, 27-29 July 1981, Yamamura & Kotani (eds.) Exerpta Medica, 498-500, 1982.
105. Tanaka, N. Ohida, J. Ono, M, Yoshiwara, H, Beika, T., Terasawa, A., Yamada, J., Morioka, S., Mannami, T. and Orita, K., "Augmentation o fNK activity in peripheral blood lymphocyte in cancer patients by intermittent Ge-132 administration. *Gan To Kataku Ryoho,* **11**, 1303-6, 1984.
106. Trope, C., Mattsson, W., Gynning, I., Johnson, J.E., Sigurdsson, K. and Orbert, B., "Phase II study of Spirogermanium in advanced ovarian malignancy", *Cancer Treat. Rep.,* **65**, 119-20, 1981.
107. Tsutsui, M., Kakimoto, M., Axtell, D.D., Oikawa, H. and Asai, K., Crystal structure of carboxyethylgermanium sesquioxide', *J. Amer. Chem. Soc.,* **98** (25), 8287-9, 1976.
108. Vogelzang, N.J., Gesme, D.H. and Kennedy, B.J., "A phase II study of Spirogermanium in advanced human malignancy, *Am. J. Clin. Oncol.,* **8**, 341-4, 1985.
109. Walker, C.M. Moody, D.J., Stites, D.P. and Levy, J.A., "CDB

lymphocytes can control HIV infection *in vitro* by suppressing virus replication", *Science,* **234**, 1563-6, 1986.
110. Watschinger, G., "Germanium, an extraodinary trace element in biological systems", In *1st Int. Conf. on Germanium,* Hanover, October 1984, Lekim and Samochowiec (eds.) Semmelweis-Verlag, 1985.
111. Webb, T. and Lang, T., *Food Irradiation : The Facts,* Thorsons, 1987.
112. Weiner, M.A., *Maximum Immunity : How to fortify your natural defences against cancer, AIDS, arthritis, allergies and other immune deficiency diseases.* Gateway Books, 1986.
113. Whipple, G.H. and Robscheit-Robbins, F.S., "Blood regeneration in severe anemia", *Am. J. Physiol.,* **72**, 419-30, 1925.
114. Wodinsky, et al., *Screening Data Summaries.* Drug Research & Dev. Program, Division of Cancer Treatment, National Cancer Institute, Bethesda, MA, 1977.
115. Woodman, M., *The Pregnant Virgin. A Process of Psychological Transformation,* Webcom, 1985.
116. Woolley, P.V., Ahlgren, J.D., Byrne, P.J., Priego, V.M. and Schein, P.S., "A phase I trial of Spirogermanium administered on a continuous infusion schedule, *Invest New Drugs,* **2**, 305-9, 1984.
117. Yang S.J. and Rafla, S., "Effect of Spirogermanium on V79 Chinese hamster cells", *Am. J. Clin. Oncol.,* **6**, 331-7, 1983.
118. Ziff, S., *The Toxic Time Bomb,* Thorsons, 1985.
119. Zoubek, E., "The Sanumgerman therapy in biological medicine", In *1st Int. Conf. on Germanium,* Hanover, October 1984, Lekim and Samochowiec (eds.) Semmelweis-Verlag, 1985.

TABLE DES MATIERES

Cet ouvrage a été réalisé sur
SYSTÈME CAMERON
par la Société Nouvelle Firmin-Didot
Mesnil-sur-l'Estrée
pour la Société Arys/Editions Encre
8, rue Darwin 78018 PARIS
en mai 1988

Composition : Arys

ENCRE

Imprimé en France
Dépôt légal : mai 1988
N° d'édition : 007 – N° d'impression : 9488
ISBN : 2-73377-013-9